DAVID BARRIOS MARTÍNEZ

En las ALAS del PLACER

Cómo aumentar nuestro goce SEXUAL

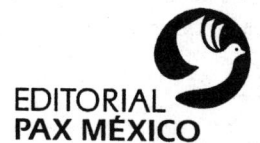

Editorial
PAX MÉXICO

El libro muere cuando lo fotocopian

Amigo lector:

La obra que usted tiene en sus manos es muy valiosa, pues el autor vertió en ella conocimientos, experiencia y años de trabajo. El editor ha procurado dar una presentación digna a su contenido y pone su empeño y recursos para difundirla ampliamente, por medio de su red de comercialización.

Cuando usted fotocopia este libro, o adquiere una copia "pirata", el autor y el editor dejan de percibir lo que les permite recuperar la inversión que han realizado, y ello fomenta el desaliento de la creación de nuevas obras.

La reproducción no autorizada de obras protegidas por el derecho de autor, además de ser un delito, daña la creatividad y limita la difusión de la cultura.

Si usted necesita un ejemplar del libro y no le es posible conseguirlo, le rogamos hacérnoslo saber. No dude en comunicarse con nosotros.

Editorial Pax México

COORDINACIÓN EDITORIAL: Matilde Schoenfeld
PORTADA: Luis R. Vargas y González
FOTOGRAFÍAS: Varinia Estrada García y Josué Vergara López

© 2005 Editorial Pax México, Librería Carlos Cesarman S.A.
Av. Cuauhtémoc 1430
Col. Santa Cruz Atoyac
México D.F. 03310
Teléfono: 5605 7677
Fax: 5605 7600
Correo electrónico: editorialpax@editorialpax.com
Página web: www.editorialpax.com

Primera edición
ISBN 968-860-751-7
Reservados todos los derechos
Impreso en México / *Printed in Mexico*

A mis hij@s:

Karla Barrios Rodríguez,
David Barrios Rodríguez,
Luis Antonio Rosales García
y Diego Dhalí Barrios García

Quiero reconocer ampliamente el solidario apoyo de María Antonieta García Ramos, Myriam Muñoz Polit, Sandra Guevara De la Torre, David Álvarez Campos, Lina Pérez Cerqueda, Antonio Jiménez, Elizabeth Vázquez Molina, Benjamín Cardoso Godínez, Héctor Almanza, Varinia Estrada García, Josué Vergara López y Áurea Angélica Cortés.

DBM

En enero de 2005 Javier Cambrón Mondragón dejó de estar en el mundo material. Él nos enseñó que nuestras limitaciones físicas y emocionales no impiden el desarrollo personal si confiamos en la sabiduría interior y nos esforzamos día con día.

¡Hasta siempre, querido amigo!

DBM

Índice

Comentarios pertinentes xi
Prólogo xiii
   Una visión humanista de la sexualidad xiii

CAPÍTULO 1. A modo de introducción 1
   ¿Por qué un libro más sobre erotismo? 2

CAPÍTULO 2. Las tradiciones sexológicas 15
   La sexología como discurso medicalizado 15
   La medicalización sexual: fuente de represión y estigma 18
   La sexología respetuosa de la diversidad sexual 20
   La sexología existencial-humanista 25
   ¿Qué es la sexología existencial-humanista? 26
   Respeto a la diversidad sexual y erótica 26
   Reivindicación del derecho al placer 27
   Objeción al modelo salud-enfermedad 27
   Refutación a la ideología meramente reproductiva 28
   Reconocimiento y promoción de la equidad entre los géneros . 29
   Atención a las necesidades de la persona 29
   Referencias textuales 30
   Bibliografía 31

CAPÍTULO 3. Amor, pareja y erotismo 33
   Afectividad 39
   Convivencia 41
   Erotismo 41
   Amor sin erotismo y erotismo sin amor 43
   Bibliografía 45

CAPÍTULO 4. Erotismo y respuesta sexual humana 47
   Buscando la respuesta 47
   Masturbación 50
   "Química sexual" 55
   Regulación endocrina y hormonas sexuales 57
   Lo "sexual" de las hormonas sexuales 58

Homo sapiens y "química sexual" 60
La respuesta sexual humana 60
Estímulos eróticos 60
Las curvas de la RSH 61
Bibliografía 64

CAPÍTULO 5. Modificaciones corporales en la respuesta sexual . . . 65
Erotismo, parte de la sexualidad 65
Modificaciones corporales 66
Erotismo: aspectos descriptivos 69
Bibliografía 75

CAPÍTULO 6. Interferencias y bloqueadores del erotismo 77
Algunos ejemplos 77
De bloqueos e interferencias 79
Bibliografía 81

CAPÍTULO 7. Disfunciones eróticas en la mujer y en el hombre . . 83
Disfuncionalidad erótica 83
Disfunciones frecuentes en los hombres 86
   Deseo sexual hipoactivo 86
   Disfunción eréctil 86
Alternativas negativas de la eyaculación 92
   Eyaculación precoz 92
   Eyaculación retardada 95
   Inhibición eyaculatoria 96
   Comentario final 97
Disfunciones frecuentes en las mujeres 98
   Deseo hipoactivo e inhibido 98
   Anorgasmia 100
   Hipolubricación, dispareunia y vaginismo 101
Importancia de la psicoterapia sexual integral 102
Bibliografía 103

CAPÍTULO 8. La evolución en la sexualidad de la persona
(por María Antonieta García Ramos) 105
La sexualidad, por siempre 105
Vida extrauterina inicial y desarrollo del *self* (sí mismo) 113
Bibliografía 122

CAPÍTULO 9. Crisis de la edad madura y salud sexual 123
¿Cuál es la crisis de la edad madura? 123

Edad mediana y erotismo 126
Erotismo masculino en la edad madura 126
Erotismo en las mujeres de edad madura 129
Madurez y erotismo en las personas homosexuales 131
Empobrecimiento o limitación del erotismo 131
Enriquecer el erotismo en la edad mediana 132
    Erotismo en el climaterio: una propuesta humanista 133
    Nuevas formas de erotismo 134
Citas textuales 136
Bibliografía 137

CAPÍTULO 10. El derecho al placer en personas con limitaciones observables (por Javier Cambrón Mondragón) 139
Personas con limitaciones observables: una propuesta humanista 139
Personas 141
Con 141
Limitaciones 142
Observables 142
La ideología "discapacitante" 143
Amor y erotismo 144
Educación de la sexualidad para las personas con limitaciones observables 146
Personas con sordera 148
Personas con ceguera 148
Personas con limitaciones intelectuales 150
Personas con parálisis cerebral o alteraciones neuromotoras .. 152
Personas con lesiones medulares 153
Algunas ideas para favorecer la educación sexual de personas con limitaciones observables 157
Comentarios finales sobre educación sexual en personas con limitaciones observables 158
Sobre el derecho al amor y al erotismo de las personas con limitaciones observables: formas de concreción 158
Personas con ceguera 159
Personas con sordera 161
Personas con lesión medular 162
Personas con mutilaciones externas 164
Personas con alteraciones neuromotoras 164
Personas con limitación intelectual 165

Referencias textuales y temáticas 167

CAPÍTULO 11. Las Manifestaciones de la Diversidad
    Sexual (MDS) 169
  Proemio 169
  ¿Son raras las "desviaciones"? 175
  Manifestaciones de la diversidad sexual: una propuesta 177
  MDS: algunas precisiones 178
  Conceptos esenciales y características generales de las MDS ... 179
  Un ejemplo 182
  MDS: un inventario parcial 183
  Los límites 185
  Referencias textuales 186
  Bibliografía 188

CAPÍTULO 12. Propuestas para un erotismo integral 191
  Elementos de erotismo integral 191
  Notas para un erotismo pleno 191
    El placer como vivencia total del cuerpo 192
    Relación entre seres humanos 195
    Sustituir el tecnicismo por la espontaneidad 195
    Que el coito sea una caricia más 195
    No hay zonas erógenas, todo el cuerpo es una antena
      receptora del placer 196
    Menús eróticos variados y creativos 196
    Prevención de infecciones de transmisión sexual
      y embarazos no deseados 197
  Erotismo integral, antídoto contra la rutina 197
  Bibliografía 202

CAPÍTULO 13. En las alas del placer (anexo de imágenes) 203

Comentarios pertinentes

Este libro ha sido pensado como una introducción al erotismo desde la sexología existencial-humanista. No pretende ser un tratado o un texto que agote el tema. Podrá ser leído por cualquiera que tenga interés en la sexualidad y también por personas que hayan estudiado, quieran estudiar o estén estudiando formalmente sexología.

Hay saberes sexológicos relativamente consensuados entre profesionales de la sexología y la educación sexual. Por ello, es necesario advertir a las personas acostumbradas a leer literatura sexológica, que en este libro encontrarán nomenclaturas, conceptos e ideas que, si bien cercanas a individuos y grupos del *movimiento del potencial humano*,* podrían resultar difíciles de incorporar o ser desconocidas en el bagaje sexológico común.

Se ha procurado presentar esa parte de la información de un modo sencillo y claro.

En atención a la equidad de género cabe aclarar que para evitar una redacción engorrosa, hemos preferido el uso alterno, ora del femenino, ora del masculino, por así convenir a la sintaxis.

En ocasiones, para responsabilizarse de alguna afirmación o propuesta, el autor o autora usa la primera persona del singular.

---

* Se conoce como *movimiento del potencial humano* a la llamada "tercera fuerza" en psicología: la existencial-humanista. Las dos previas son el psicoanálisis y el conductismo.

Prólogo

Una visión humanista de la sexualidad

Quiero formular algunos comentarios personales a propósito del contenido de este libro de David Barrios Martínez, en quien se integran la formación sexológica con la práctica psicoterapéutica existencial-humanista.

A pesar de los grandes avances obtenidos en las investigaciones realizadas en los últimos años sobre el tema; a pesar de los esfuerzos de muchos hombres y sobre todo de muchas mujeres para que la sexualidad sea vista y vivida de una manera abierta y desprejuiciada, la realidad es que la sociedad en general está aún llena de enormes prejuicios y de desinformación al respecto.

El problema es que aunque la ciencia de la sexología ha tenido un gran crecimiento, las actitudes humanas son mucho más difíciles de modificar que los conocimientos; es más fácil para las personas entender algo desde su intelecto, que modificar su manera de vivir asumiendo su comprensión tanto de su propia sexualidad como la de los demás. Para la mayoría es un tema tan delicado y sensible que resulta impronunciable.

Parecería que abrirse a mirar la sexualidad de una manera amplia y realista hace temer la pérdida de la propia identidad, el extravío de los valores en los cuales se cimentó durante muchos años un cierto grado de seguridad social y personal.

Por ello, me parece de suma importancia hacer explícitos, clara y abiertamente, nuevos valores sobre el tema para promover la revisión de viejas creencias a la luz de una nueva visión del ser humano, así como de lo que le es saludable y constructivo.

Creo que esta nueva forma de contemplar al ser humano ha sido promovida desde mediados del siglo XX por la filosofía existencial-humanista y en particular por la tercera fuerza de la psicología: la psicología humanista.

El humanismo surge como una reacción ante el determinismo y el mecanicismo, como búsqueda de una concepción optimista y positiva del ser humano que le pueda dar cabida a los aspectos más constructivos y creativos de la persona, pues éstos son los relevantes y los que explican mejor al ser humano.

La psicología humanista tiene una concepción del ser humano que va más allá de la apreciación autodestructiva, determinista y mecanicista que lo ve como esclavo de sus impulsos o del medio ambiente; desde el humanismo se ve al ser humano como aquel ente que tiene la capacidad de autodeterminarse, de ser constructivo y autónomo, de elegir valores que incluso trascienden su propia supervivencia. La persona así vista es capaz de amar, de compadecerse ante el dolor propio y ajeno, de comprender a las demás personas y comprenderse a sí misma, de ofrendar su propia existencia en este mundo por causas personales que le son más significativas que su propia vida. Con esto se cuestionan la adaptación y la supervivencia como los fines últimos del ser humano.

El ser humano particular, como lo dice Rollo May, es "la estructura singular de las potencialidades del individuo".

En este escrito pretendo esbozar de manera general cuál es la visión humanista sobre la sexualidad, y durante el desarrollo del mismo especificaré, desde mi manera de vivir la psicología humanista como práctica y el existencial humanismo como corriente filosófica, algunas ideas al respecto.

A continuación hago una escueta lista de las ideas existencial-humanistas que me parecen las más importantes para sentar las bases de una nueva manera de ver la sexualidad humana:

Libertad y orden natural

El mundo tiene un "orden natural" que, como todo lo humano, es un constructo social. Este orden natural sólo se produce en la libertad. Orden y libertad no se excluyen, al revés, si no hay libertad no se puede llegar al citado "orden natural". Para que la sexualidad sea verdaderamente humana, tiene que ser una opción libre de la persona. Desde luego que este tipo de opción no asegura que la persona siempre se sienta satisfecha de su elección, ni que ésta necesariamente sea constructiva para ella.

Lo que buscamos con este tipo de postura es que la persona pueda, a través de sus ensayos y errores, saber qué es lo mejor para ella desde su propia experiencia, logrando así un verdadero aprendizaje, o sea, un aprendizaje que le sea personalmente significativo, ya que procede de su propia experiencia y *no desde los deseos o creencias de los demás*.

Si las personas pueden elegir con libertad, quienes somos existencial-humanistas creemos que al ir experimentando, acabarán por elegir aquello que las haga sentir mejor, más satisfechas, más plenas, lo cual generará en el individuo un orden interno que le es natural. El ser humano tiene la posibilidad de elegir y decidir, pues cuando funciona de acuerdo con él mismo, es proactivo y no un espectador pasivo.

Esta vivencia de libertad en la experiencia humana, enfrenta a la persona al proceso de tomar decisiones, donde se vive tocando dos de sus polaridades indispensables e ineludibles para el crecimiento: la seguridad y el riesgo. Ambas, en su interacción dinámica y permanente, promueven el desarrollo del ser humano y es "natural" que estas fuerzas se expresen en nosotros.

Riesgo y seguridad aparecen en nuestras expresiones sexuales, afectivas, convivenciales, etc. Hay momentos en los que la necesidad de seguridad puede ser más fuerte que la de riesgo y a la inversa. Lo que importa es darnos cuenta de que éste es un proceso interno permanente, que es inherente a la persona y deseable para el crecimiento del individuo.

Concepción de ser humano

Las y los humanistas consideramos a la llamada naturaleza humana como profundamente positiva. Así, creemos que cualquier elección que realiza un ser humano expresa su búsqueda de desarrollo total, de autorrealización.

Tenemos una visión naturalista, es decir, vemos al humano como innatamente constructivo; de esa forma, tiende a buscar su supervivencia y desarrollo. Tiene una tendencia innata a autorrealizarse, a satisfacer sus necesidades de forma jerarquizada. Éste es un proceso organísmico y unitario. El motivo principal de la vida humana es dicha autorrealización.

El ser humano nace con una tendencia a la autoconservación y a la actualización propia, tiene dentro de sí mismo todo lo necesario para su preservación y desarrollo.

Creemos también que es muy importante que se confíe en la persona para promover su desarrollo; que se le ayude a descubrir sus recursos, de manera que pueda confiar en sí misma y en su propia capacidad, para que las diversas elecciones que realice sean hechas desde una fuente de valoración interna y de acuerdo con su propia percepción y experiencia.

Conciencia

Las mujeres y los hombres vivimos de forma conciente y ésta es una de nuestras características esenciales. El ser humano es el único sobre el planeta Tierra capaz de tener conciencia; es decir, *capaz de darse cuenta de que se da cuenta*. Gracias a esta capacidad puede trascenderse a sí mismo.

La sexualidad vivida con conciencia y responsabilidad hace al ser humano *más humano*, más integrado y desarrollado. De ahí la importancia de promover el desarrollo de la conciencia respecto de su sexualidad. La negación, la represión y el silencio sobre este tema, hacen que la sexualidad sea vivida más como algo que detiene el crecimiento que como algo que lo promueve.

A medida que aumenta la conciencia en el ser humano, tiene la posibilidad de incrementar su libertad interna; por esta razón, para que haya una real libertad en el ejercicio de la sexualidad, es indispensable aumentar el *darse cuenta* de la misma.

Responsabilidad

Pero en el desarrollo del ser, una libertad sin responsabilidad no tiene valor. De hecho, libertad y responsabilidad son mutuamente interdependientes en cuanto a la necesidad de existir en el mundo, de ser con otros y otras.

"Estar en el mundo" es una característica existencial del ser humano. Este *estar en el mundo* nos habla de una relación de vinculación con el mundo como un todo unitario: el mundo no es concebible sin el ser humano y el ser humano no se concibe sin el mundo.

No obstante, es imposible que alguien se responsabilice de algo por lo que no ha optado libremente. Para que la sexualidad sea vivida con responsabilidad, es indispensable que haya condiciones básicas de libertad de opción y experimentación. Es indispensable por parte de los otros cercanos y del entorno social, la generación de actitudes (en las personas) y de condiciones (en el medio) de respeto que faciliten a los individuos optar desde sus propios criterios, escoger desde sus propias formas de valorar la experiencia. También es esencial que la propia persona disponga de apertura para reconocer y valorar las diferentes opciones que se le presentan.

El ser humano es responsable de su existencia, de su *estar en el mundo*, y para que pueda hacerse cargo de su vida, no debe haber autoridad superior a él; la única autoridad legítima es la de la propia persona y la de su conciencia. Esta conciencia se va formando y enriqueciendo con su experiencia.

El desarrollo de la propia conciencia y de la responsabilidad personal es gradual e implica todo un proceso; de ahí la difícil tarea de educadores sexuales y terapeutas en acompañar a alguien en este proceso; de ahí también lo complejo que resulta saber cuándo y cómo intervenir, cómo y cuándo soltar y poner límites. La mejor respuesta que hasta ahora he encontrado al respecto es la que formuló Carl Rogers sobre las actitudes básicas para promover un desarrollo integral: la manera de ayudar a otra persona en su autodescubrimiento está basada en el *respeto*, la *empatía* y la *genuinidad* del que quiere facilitar esta tarea. Con estas tres actitudes se genera el ambiente emocional adecuado para que puedan ocurrir el *autoconocimiento* y la *autoaceptación*.

El ser humano requiere de un medio propicio para crecer y llegar a ser lo que potencialmente está llamado a ser. Aquellas tres actitudes básicas generan ese ambiente.

Autorrealización

En el existencial-humanismo creemos que la tarea principal del ser humano es convertirse en *él mismo*, llegar a ser lo que realmente es, desarrollar al máximo sus potencialidades. La sexualidad es una de esas potencialidades que ha de actualizar de acuerdo con su propia experiencia.

Pero nuestras características humanas no se desarrollan de manera aislada o fragmentada; el ser humano *es más que la suma de sus componentes*, es un organismo unificado, como una gestalt que está en continua reestructuración. El individuo es en sí mismo una organización compleja y dinámica de partes que en su interacción tienden a integrarse de formas cada vez más diversas y enriquecidas, de maneras cuantitativa y cualitativamente mejores.

Una excesiva atención o un exagerado abandono a cualquier parte de la persona, suponen un freno al desarrollo y, en el peor de los casos, el estancamiento y deterioro del ser. Por eso, tanto la demasiada atención como el extremo abandono a lo sexual, han acarreado múltiples problemas y disfunciones en las personas.

Creo que la sexualidad en el ser humano es una potencialidad a desarrollar tan importante como la inteligencia, la afectividad y otras. El error de las diferentes culturas ha sido darle preponderancia a alguna potencialidad sobre otras y eso ha producido seres humanos sobredesarrollados en algunas áreas y subdesarrollados en otras, generándose una integración pobre y sintomatologías destructivas.

Ética y comportamiento sexual

Desde el punto de vista del humanismo, es el propio individuo el que debe evaluar la eticidad de su comportamiento sexual. En términos generales, podemos decir que una conducta es ética si va de acuerdo con la autorrealización y la supervivencia de la persona, es decir, si es algo que para la persona resulta constructivo y satisfactorio.

Lo que el ser humano necesita es completarse a sí mismo, desarrollarse en el sentido de sus potencialidades y en la búsqueda de satisfacción de sus necesidades auténticas, o sea, aquellas que lo llevan a la realización de su ser.

Un aspecto de la autorrealización personal es la satisfacción sexual, según las propias y peculiares necesidades de cada persona. Tal satisfacción variará en relación con el desarrollo de sus potencialidades y el pulimento de sus capacidades.

Las necesidades sexuales son parte del gran conjunto de requerimientos que el ser humano ha de satisfacer o posponer asumida y responsablemente para poder desarrollarse como tal.

La *Declaración de la Liga Mundial para la Reforma Sexual* (auspiciada por el gran sexólogo Magnus Hirschfeld en los años 20 del siglo XX) me parece completamente acorde con los valores del existencial-humanismo. Una parte de ella dice: "Nosotros creemos que la expresión sexual, de cualquier manera que sea acordada entre personas de cualquier sexo, debe ser considerada como derecho humano inalienable. Creemos esto porque pensamos que el sexo sin culpabilidad y restricción es bueno, agradable, relajante y provee al espíritu de intimidad humana, compasión y buena voluntad y porque el sexo es intrínsecamente una parte de todo ser humano..."

El tener relaciones sexuales con otra persona implica responsabilidad; estando ambos de acuerdo es una relación de lo más igualitaria y libre, donde no hay opresor ni oprimido.

Respecto del conocimiento científico, una de las hipótesis que caracteriza a la postura existencial-humanista es que toda ciencia que se precie de serlo, ha de estar centrada en la realidad experiencial del ser humano, ha de mantener la mentalidad abierta a los nuevos descubrimientos; las hipótesis y conclusiones han de ser sometidas a pruebas de realidad, se ha de valorar tanto lo objetivo como lo subjetivo, pues el compromiso fundamental de un humanista es con la verdad, no con un método o unas ideas, ni mucho menos con las técnicas.

Para que se pueda hablar de una ciencia humanista de la sexualidad, ésta debe considerar sus hipótesis en constante desarrollo y perfeccionamiento y no aceptar nada como definitivo.

La sexología ha de corresponder a las características distintivas del ser humano tal y como es, tal y como realmente actúa y no basándose en algún modelo ideológico preestablecido. Es importante que sus hipótesis surjan y se comprueben o desechen en la experiencia misma de las personas y no a la inversa; es decir, no hay que encasillar a los seres humanos en postulados teóricos dogmáticos, previos a la experiencia.

Todo conocimiento es de importancia relativa y no hay que absolutizarlo.

La psicología humanista pone más énfasis en lo que es constructivo y funcional en el ser humano, que en aquello que lo destruye; busca y toma en cuenta, como nunca antes se había hecho, las capacidades y potencialidades de la persona, no sólo sus defectos y limitaciones.

La destructividad, la disfuncionalidad y la llamada "enfermedad mental" son vistas desde el humanismo como opciones desesperadas del organismo humano para mantener su existencia, para sobrevivir, al haber sido bloqueado su desarrollo natural por circunstancias ambientales adversas. Esta postura permite trascender la limitada visión determinista y pesimista, generando una manera interpersonal, comprensiva y esperanzadora de ver al ser humano.

La salud implica en cualquier ámbito, el libre funcionamiento de la naturaleza que actúa por sí misma, que fluye sin elaboraciones ulteriores, según las exigencias del momento. Lo natural es aquello que se presenta espontáneamente. En este sentido, natural y sano son formas de decir lo mismo.

Sin embargo, con respecto a la sexualidad y en general a todo lo humano, es importante no olvidar que "normalidad" no necesariamente es "salud". Desde el punto de vista estadístico, lo normal sería lo que hace la mayoría, o lo que la mayor parte de las veces sucede. En sociedades tan deshumanizadas como en las que vivimos, hacer lo que la mayoría hace y ser como la mayoría es, más bien habla de autodestrucción y de despersonalización, que de salud.

El desarrollo humano tiene una relación directa con la diferenciación e integración logradas por la persona. *La salud consiste en que el ser humano viva sus procesos internos con fluidez y esto sólo ocurre cuando actúa con libertad y de acuerdo con su propia sabiduría organísmica.*

Cuando estamos sanos, es decir, cuando existe un buen funcionamiento de nuestro organismo, entendiendo éste como un todo que engloba mente y cuerpo, las siguientes características o aspectos de la salud, están presentes:

1. Conducta integral
   Estamos a tono con nuestras capacidades y con los procesos que nos hacen ser lo que somos. Nos identificamos con todas nuestras funciones vitales. Funcionamos holísticamente, todo nuestro ser se integra a la actividad, al movimiento.

2. Adaptación creativa
   Nos dedicamos a enfrentar la vida con todos nuestros recursos, sin sometimiento y sin violentar el ambiente. Esto nos permite salir airosos de cualquier situación con la que nos topemos, aunque sea ésta a ratos dolorosa o infructuosa. Tener una adaptación creativa al ambiente es estar lo más plenamente presentes en nuestra existencia, enfrentando y tratando de resolver las tareas que nos brinda la vida, con cada uno de los recursos que hemos logrado desarrollar hasta ese momento, aceptando como es la realidad ambiental en donde nos encontramos.

3. Contacto con las necesidades auténticas
   Sabemos lo que necesitamos. Nos mantenemos en contacto con lo que es importante para cada una y uno de nosotros. Para saber qué es lo que necesitamos, entendemos y aceptamos lo que somos en el momento presente. Nuestras necesidades están enclavadas en nuestra existencia *aquí* y *ahora.*

4. Aceptación de lo que estamos siendo
   Sin autoexigencias, dejándonos fluir hacia lo que realmente llama nuestra atención, hacia lo que queremos y somos capaces. Libres de las demandas irracionales o impuestas por el ambiente o medio social. Con una sensación de valía personal, dignidad y autoestima.

5. Entrega a lo que ocurre aquí y ahora
Un funcionamiento sano implica estar presentes, con plena concentración en lo que realmente está ocurriendo a cada momento: con entrega completa al proceso de satisfacer nuestras necesidades, hasta donde los recursos del ambiente lo permitan; dejando de vivir en la fantasía o en los recuerdos del pasado; sacándole el mayor jugo posible a *lo que sí hay, a lo que sí puedo, o a lo que sí está presente.*
Las necesidades sólo pueden ser satisfechas en el presente. Si logramos hacer un buen contacto con nosotros mismos y un buen contacto con lo que está a nuestro alrededor en el momento presente, sólo entonces podremos enfrentar los retos y las circunstancias que se nos presentan. Estaremos entonces preparados, para dar una respuesta amplia y plena a los sucesos vitales con los que nos topemos.

6. Buen nivel de autoapoyo
Requerimos del ambiente que nos rodea para satisfacer nuestras necesidades y tener un intercambio que nos permita obtener los satisfactores para nutrir nuestra existencia. Pero si el ambiente es "tóxico", adverso o deficiente, sabemos mantenernos y salir a flote con nuestros propios recursos.

7. Contacto con la realidad
Al reconocernos interdependientes con el ambiente, vivimos en contacto con la realidad tal cual la percibimos, sin distorsionarla o negarla, por más doloroso que nos resulte. Como ya se mencionó antes, nos adaptamos creativamente al ambiente, sin conformismo, en una relación respetuosa y constructiva.

8. Adquisición de conciencia
Consiste en darnos cuenta, integrando ese percatarse. Estriba en captar con todo el alcance de nuestros sentidos el mundo de los fenómenos que están dentro y fuera de nuestro ser, tal como se van presentando. Somos capaces de percibir de manera clara y precisa tanto al ambiente como a nosotros mismos, sin defensas psicológicas ni distorsiones.

9. Centro de valoración personal
Mantener un centro de valoración personal supone enfrentarnos a la vida tal y como se presenta; no estar sometidos, ni devaluados, ni intentando controlar a los otros. Implica ni sentirse me-

nos ni sentirse más, tener la convicción de que somos aquello que somos capaces de ser. Implica también estar en contacto con una parte propia, personal, que mira las cosas con serenidad, afecto, comprensión y cierta sabiduría.

10. Responsabilización de la existencia
    Se logra asumiendo las consecuencias de nuestras acciones, pensamientos, sentimientos y compromisos desde una postura realista, con plena conciencia de nuestras capacidades y limitaciones.

Sería magnífico que el ambiente que nos rodea fuera sano, pues así podríamos desarrollarnos en una atmósfera promotora de esa salud, pero la realidad no es comúnmente así: la sociedad en general y las instituciones en particular promueven, la mayor parte del tiempo, la alienación o enajenación, el "borreguismo" y la adaptación sumisa o conformismo.

Es innegable que lo que ocurre en nuestro ambiente inmediato y mediato nos afecta de una u otra forma. Por eso, en el existencial-humanismo se busca trabajar para que se dé un cambio individual que trascienda hacia lo social y así favorecer la construcción de ambientes en los que haya condiciones más adecuadas para el desarrollo humano.

Creemos que es más factible ser saludables en un ambiente donde se favorezcan la comprensión, el respeto, la concentración, la libre expresión de sentimientos y pensamientos, en fin, donde haya una diversidad de oportunidades para *ser en libertad* lo que cada persona es. No obstante, también pensamos que no es indispensable para la salud personal que siempre haya una correlación entre salud social y salud personal; de hecho esta correlación es infrecuente: una vez logrado cierto nivel de desarrollo, podemos funcionar constructivamente aun en condiciones adversas y de escasez.

Desde nuestro punto vista, la salud no es equivalente a éxito social, reconocimiento, hartazgo, poder, etc. La salud es ante todo estar con energía, fluidez, conciencia e integración, sean cuales sean las circunstancias en las que nos encontremos.

La salud, en última instancia es *la capacidad de continuar desarrollándonos a pesar de las dificultades y los obstáculos logrando enfrentarlos y sortearlos satisfactoriamente. El criterio de satisfacción está dado desde nuestro propio organismo, a partir de nuestras sensaciones corporales.*

Para terminar, me gustaría expresar unas ideas ya sugeridas anteriormente, pero que me parece importante hacer explícitas:

En el marco del existencial-humanismo cualquier conducta sexual es correcta mientras que las personas involucradas en ella estén satisfechas con la misma y sean respetuosas de quienes no la deseen.

Cada persona es libre de elegir lo que le parezca mejor para sí misma y sus elecciones estarán dictadas por el criterio de su propia experiencia.

No hay una preferencia sexual mejor que otra, ni hay una norma preestablecida y absoluta de lo que es bueno para todas las personas. Lo que importa no es la conducta misma, sino cómo ésta es experimentada por la persona desde su propio centro interno de valoración.

Cada cual en lo particular y en lo privado es quien puede establecer lo que le es satisfactorio y lo que no; lo que como ser humano le construye y le destruye.

Este libro de David Barrios Martínez recoge la esencia del existencial-humanismo y lo incorpora al discurso sexológico.

MYRIAM MUÑOZ POLIT

Psicoterapeuta existencial-humanista. Maestra en orientación y desarrollo humano por la Universidad Iberoamericana. Fundadora y directora del Instituto Humanista de Psicoterapia Gestalt.

CAPÍTULO 1

A modo de introducción

Vivimos tiempos de profundas modificaciones en las sexualidades de las personas. La globalización comunicacional y económica plantea escenarios hasta hace poco desconocidos sobre las relaciones humanas, el erotismo, la pareja y las prácticas sexuales.

Se está haciendo patente una apertura creciente en la información e intercambio de opiniones sobre temas sexuales, se aprecia mayor *visibilidad social* de las llamadas minorías sexuales, las ideas feministas se difunden y en algunos sitios del mundo parecen consolidarse; surgen mayores espacios de expresión para las diferencias y disidencias sexuales, y el empleo de internet, ya sea para la mera búsqueda de interlocutores comunes, el *chateo* amistoso, amoroso y erótico, o bien para la práctica del llamado cybersexo, tiende a expandirse.

El reconocimiento del derecho al placer y el respeto a la diversidad sexual, poco a poco empiezan a ganar terreno.

No obstante, también hay en esta época visiones conservadoras y retardatarias sobre la sexualidad, cuyos representantes más conspicuos casi siempre proceden de la extrema derecha ideológica o de la izquierda dogmática, extremos que a menudo y paradójicamente, coinciden.

De este modo, resultan coexistentes dos puntos de vista diametralmente opuestos en materia de sexualidad: uno liberal, aceptativo y promotor del derecho al placer, a favor de la educación sexual integral y respetuoso de la diversidad sexual. Otro, conservador, represor, restrictivo del ejercicio sexual sólo a la función reproductiva, adverso a la educación sexual científica y humanista, intolerante a las diferencias sexuales.

Este siglo XXI, en fin, nos presenta hechos y circunstancias tanto viejos como inéditos en el campo de la sexualidad y el erotismo, temas estos, por cierto, múltiples veces tocados en los reportes científicos, libros y revistas de divulgación y medios de comunicación social impresos y electrónicos.

¿Por qué un libro más sobre erotismo?

En mi trabajo como educador sexual y sexólogo clínico, he podido percatarme de las múltiples inquietudes, insuficiencias y problemas personales y de pareja alrededor del erotismo de mujeres y hombres. El erotismo, elemento de la sexualidad consistente en la potencialidad de vivir, generar y compartir una forma particular de placer: deseo, excitación y orgasmo, ha sido parcialmente estudiado y comprendido; sus misterios apenas empiezan a ser desentrañados. He escuchado en distintas ocasiones la opinión: "El sexo (léase erotismo) no debe estudiarse, sino practicarse". No puedo compartir tal punto de vista, pues a partir de mi experiencia clínica y educativa como sexólogo y psicoterapeuta, continuamente confirmo que la carencia de conocimientos y de actitudes libres y desprejuiciadas sobre el cuerpo y sus placeres, acarrea importantes daños a la salud emocional y física de muchas personas. La falaz frase antes citada, debiera entonces ser substituida por otra: "**Al erotismo hay que conocerlo, estudiarlo, aceptarlo y practicarlo**".

A pesar del desarrollo científico-técnico y de la profusión de información sobre temas sexuales en libros, revistas, radio, televisión e internet, subsisten concepciones equivocadas, falsos mitos (pues también hay verdaderos), tabúes y tergiversaciones conscientes e inconscientes en lo relativo a la sexualidad humana, incluido el erotismo.

Se produce entonces una peculiar paradoja: jamás había existido tan vasta cantidad de conocimientos sobre la sexualidad y el erotismo como la hay en la actualidad y acaso nunca como ahora se habían presentado tantos problemas vinculados con el ejercicio sexual como se manifiestan contemporáneamente. ¿A qué obedece este hecho? Intentaré algunas respuestas provisionales:

La carencia de educación formal de la sexualidad es impresionante y arroja resultados devastadores.

La información sobre temas sexuales en los planes y programas de estudio oficiales se empieza a incluir tímidamente en México a través de los libros de texto gratuitos, pero sin la correspondiente capacitación y entrenamiento del cuerpo docente, que en su mayoría, a pesar de sus buenas intenciones, carece de conocimientos sólidos sobre sexualidad en general y también acusa ausencia de actitudes desprejuiciadas y propositivas sobre la propia sexualidad y la de los demás. Así, comúnmente algunos maestros y maestras soslayan los temas sexuales en sus clases o evaden las preguntas de sus educandos, quienes a menudo se quedan con la falsa noción que "de *eso* no se habla". En el peor de los casos, los profesores matizan sus comentarios sobre sexualidad con su propia carga de valores y prejuicios, erigiéndose en censores de los demás y en pretendidos garantes de la "moral y las buenas costumbres". Al tergiversar de paso la información sexual que debiera ser objetiva, lo que hacen en realidad es contribuir a que los falsos mitos se perpetúen. Desde luego que la carga de valores que forman parte de cada persona no sólo existe, sino que es deseable. La educación sexual existencial humanista plantea que estos valores necesarios e imprescindibles deberán manifestarse libre y responsablemente, pero sin imponerlos. Esto último, por desgracia, ocurre de manera excepcional en nuestras sociedades.

Junto a la casi absoluta carencia de educación sexual programada y sistematizada con criterios pedagógicos, está la educación sexual informal que todos practicamos y recibimos desde etapas muy tempranas del desarrollo. La educación sexual informal habitualmente tiene un signo negativo y se manifiesta perniciosamente en el desarrollo intelectual, afectivo y actitudinal de las personas. A veces, esta educación informal se da por omisión, por ejemplo: en casa, papá y mamá no hablan sobre temas sexuales pues consideran que hacerlo sería perjudicial para el desarrollo de sus pequeños. En sus pláticas privadas bajan el volumen de la voz o lo hacen tras las puertas cuando surge la necesidad de comentarlo, lo cual propicia que niñas y niños construyan la idea de que "eso" es negativo y vergonzante, dotando de un halo de misterio y de lejanía a todo lo relacionado con la sexualidad. Estos niños a menudo reciben una educación religiosa tanto en la casa como en el templo y en ambos lugares recogen comentarios y consignas que asocian el cuerpo y el placer al pecado, la suciedad y la degradación. Aprenden desde muy pequeños que el único modo válido de ejercer la sexualidad es cuando ésta tiene fines reproductivos; se construye así la negación o limitación del derecho al placer. En ocasiones, cuando niños y niñas descubren las diferencias en sus cuerpos e inician autoexploraciones corporales o juegos de contacto con otros niños y niñas, son severamente reprimidos. Los regaños se incrementan ante la reincidencia de esos juegos y contactos y se empiezan a reprimir también la desnudez y las caricias, ignorando de paso que estas actividades forman parte del "socialmente natural" desarrollo psicosexual infantil.

Se establecen también, generalmente en la etapa preescolar (de los 2 a los 6 años e incluso antes) algunas prohibiciones básicas: no tocarse la vulva y el pene, no compartir la cama y el baño con niñas o niños del otro género y no ver los cuerpos desnudos de mamá y papá, sólo por citar algunos ejemplos.

La educación sexual informal de cuño negativo se sigue manifestando más adelante, en la etapa escolar (de los 6 a los 12 años), cuando las niñas reciben consignas morales de otras niñas sobre el carácter "romántico" del noviazgo y el contacto con los niños; este elemento es continuamente reforzado en el hogar: "las mujercitas" están hechas para amar y ser amadas y para complacer y servir a los hombres. No se hace, por supuesto, referencia alguna al elemento pasional o erótico de las relaciones, pese a que muchas chicas manifiestan atracción e incluso excitación ante alguna persona que les guste o de la que se han enamorado.

Los niños, en contraste, reciben información explícita y a menudo deformada por sus compañeros: algunos chicos han visto revistas o videos pornográficos y, de modo acrítico, simplemente les transmiten a los otros las adulteraciones, exageraciones y mitificaciones comunes de este tipo de erotismo explícito, por lo demás frecuentemente burdo y degradante de la condición femenina. Estos compañeros suelen introducir a los que menos saben en el mundo del albur, comunicándose generalmente por las llamadas groserías, que asociadas a lo poco o mucho que se sepa sobre los contactos sexuales, prefiguran el machismo, que en lo sucesivo habrá de desarrollarse como un reflejo y consecuencia de la sociedad patriarcal y los estereotipos de masculinidad y feminidad. Estos "cuates" enseñan, en ocasiones demostrativamente, una masturbación acelerada y ansiosa. En todas estas enseñanzas son comunes y corrientes los datos erróneos y el tamiz de los prejuicios adquiridos en su corta vida, que sin embargo son incorporados a la conciencia como verdades absolutas.

La educación sexual informal recibida en la casa, la escuela y la iglesia no sólo deja de admitir, sino que también censura cualquier referencia, idea o hecho que se relacione con la diversidad sexual. Para este tipo de educación que no requiere preparación académica alguna, sino una buena cantidad de tabúes, prejuicios y falsos mitos, sólo es válida y permisible una relación sexual entre un hombre y una mujer que tenga preponderantemente fines reproductivos. Se considera a la relación entre personas del mismo género como algo antinatural, pecaminoso o enfermo y no se escatiman oportunidades para condenar o amenazar la sola posibilidad de que ello ocurra. Un hijo o hija que no corresponda a las expectativas de sus padres ("o de Dios"), es decir, que contrariamente a lo esperado sea homosexual o bisexual, gastará su energía psíquica y emocional en mantener oculta su orientación erótico afectiva (también llamada preferencia sexual), *entrando al clóset* y empeñándose en demostrarles a los demás una supuesta heterosexualidad que no es real, sino actuada.

A partir de la etapa prepuberal y a lo largo del resto de la existencia, se van desarrollando dos diferentes formas de erotismo según el género: una para las mujeres; sutil, generalizada al cuerpo y con evitación del contacto con la vulva, puesto que esta última es *zona prohibida*. Otra para los hombres; frenética, localizada en el pene y sin contacto con el resto de la corporalidad. Aunque sigue existiendo permisividad social para el erotismo masculino y represión para el erotismo femenino, lo cierto es que ambos géneros suelen vivir su iniciación sexual, tanto mediante el autoerotismo o masturbación como por medio de las relaciones sexuales con una pareja, en un contexto de vergüenza, culpa e inadecuación.

Las mujeres, centradas en el ideal romántico, suelen privilegiar tanto en sus fantasías como en sus primeros escarceos con los amigos o novios, ese estilo almibarado y rosa que evoca aquellos cuentos de hadas que incluyen princesas, príncipes azules y finales felices. Al respecto, resulta asombroso que en esta época de viajes internáuticos por computadora, de impresionantes avances científicos y de ostensibles progresos de las mujeres en cuanto a conquistas sociales y laborales, el ideal de los cuentos de hadas siga predominando en el imaginario femenino. Sin embargo, en la vida real la princesa descubre, lamentablemente en forma tardía, que *su príncipe se convierte en sapo* y no al revés.

Los hombres, en contraste, abjuran del ideal romántico, pues su erotismo ha sido construido no sobre la base de idealizaciones rosas, sino de una desbordante pasión que, aunque mitificada y machista, tiene bases más realistas: una cosa es el amor y el romanticismo, y otra, muy diferente, tener relaciones eróticas. Empero, ya fuera del realismo y lindando con lo absurdo, la mayoría de los hombres han hecho suya la idea de que existen dos clases de mujeres: las *buenas*, que son dignas y decentes, con suficientes merecimientos para ser amadas (la madre, la hermana, "la que será mi novia y más adelante mi esposa"), y las mujeres que no son buenas, sino *buenotas*, que en el fondo son "malas", pues se dan el permiso de disfrutar el placer erótico, lo que implica que *no son dignas ni decentes, que no merecen ser amadas*, aunque pueden ser parejas sexuales ocasionales y más adelante, cuando el varón se case, sus amantes. Las mujeres que no son *buenas* ni *buenotas* ni siquiera son consideradas en esta clasificación degradante y atroz.

Es necesario precisar: si bien es cierto que el anterior esquema prejuicioso y machista es injusto y retardatario, también contiene por lo menos un elemento rescatable: es cierto que la afectividad amorosa y el placer erótico son entidades diferenciadas; esto es, *no necesariamente van juntas*, pues podemos tener relaciones sexuales sin amar, amar sin tener relaciones sexuales y realizar las dos cosas al mismo tiempo. Al respecto, sería deseable que los hombres depusieran aquellos arcaicos prejuicios y estereotipos machistas y que las mujeres sustituyeran su candor y conformismo por actitudes inteligentes y realistas. Ambos elementos propiciarían relaciones equitativas entre los géneros y reducirían los problemas que suelen presentarse en los vínculos de pareja. Cabe señalar que cada vez más mujeres reconstruyen su autoestima y modifican esos papeles de género rígidos y tradicionales; en cambio, todavía son pocos los hombres que renuncian a aquella añeja masculinidad representada por el machismo, que por antonomasia es conservador y decadente, pero que paradójicamente permea toda la cultura y se superpone a los sistemas y estructuras sociales, puesto que el machismo pervive en las democracias y en las dictaduras, incidiendo en las costumbres y actitudes tanto de hombres como de mujeres.

Si bien han cambiado algunas modalidades tradicionales del cortejo y la seducción, lo cierto es que en los inicios del siglo XXI los procesos de seducción y noviazgo siguen siendo de lo más convencionales. Así, lo corriente es observar que en la relación de pareja heterosexual de los jóvenes, el varón sigue teniendo el deber social de la toma de iniciativa, ser perseverante y formular una especie de declaración amorosa. Aunque también existen en la población adolescente y adulta joven la modalidad denominada *free*, o relación sin compromiso afectivo, lo más común es que las mujeres prefieran los rituales propios del noviazgo tradicional. En la consulta psicoterapéutica y sexológica la mayoría de las mujeres jóvenes que buscan relación profesional de ayuda, manifiestan una suerte de búsqueda persistente de relaciones duraderas con vistas, en cada caso, a que ésa sea la relación definitiva, significada por el amor y con planes matrimoniales. En total contraste, la mayoría de los hombres ven los noviazgos como procesos fortuitos en los que habría una especie de entrenamiento que descartara a las mujeres *buenotas* o a las que son insustanciales, para llegar en algún momento de su vida al afortunado incidente (que suele no ser buscado con afán) de conocer a la mujer *buena* con la que se casarán y, previsiblemente, tendrán hijos.

Tanto en las relaciones *free* como en los noviazgos "de prueba", los adolescentes y adultos jóvenes del género masculino tienen como fin primordial efectuar el coito y es signo de supuesta virilidad obtener, mediante la seducción, la aceptación de las mujeres para tener relaciones sexuales. De hecho, sigue siendo motivo de halago y presunción que un hombre "desflore" a una mujer virgen, suceso que afanosamente propaga y comenta con petulancia a otros hombres que lo quieran escuchar.

Antes de empezar las relaciones sexuales (más propiamente coitales) con alguna pareja, son comunes historias de vida erótica divergentes para los hombres y las mujeres: en tanto ellas sensibilizan su cuerpo excluyendo los órganos externos pélvicos (clítoris, labios vaginales, entrada de la vagina), ellos se entregan a un ansioso contacto con los llamados "genitales" (pene y testículos), evadiendo las sensaciones generales que emanan de las caricias en todo el cuerpo. Lo anterior cobra particular relevancia cuando se inician las caricias eróticas con otra u otras personas y, preponderantemente, afecta negativamente el principio y evolución de la vida erótica en las parejas estables, sean o no conyugales.

Generalmente el impulso erótico de los hombres se manifiesta ansiosamente y con toscas caricias donde la suavidad y la ternura no encuentran lugar, y en cambio sí se buscan "fajes" y "cachondeos" apresurados: las palabras son atenuadas por "chupetones", los contactos sutiles por apretones en los pechos, los besos profundos por la inserción de los dedos en la vagina, la penetración precedida de un juego erótico exquisito, por un coito doloroso, pues no ha habido tiempo ni motivo para una adecuada lubricación vaginal en ella.

Las mujeres más comúnmente gustan de un erotismo lento y delicado que sea el complemento de una relación afectiva y no el motivo en sí mismo de esa vinculación. Una vez que aceptan *demostrarle a su pareja lo que lo aman mediante " la prueba de amor"*, quisieran relaciones sexuales cálidas y sutiles, en calma, de curso paulatino (por ejemplo: iniciar con palabras amorosas, continuar con caricias tenues, proseguir con besos y tocamientos pasionales y concluir con un coito cadencioso y exquisito) en medio del encuentro romántico.

Desafortunadamente este ideal femenino no ocurre con frecuencia: lo más común son las relaciones al estilo de los hombres, impuestas por ellos y aceptadas con mayor o menor sumisión por las mujeres, que sin embargo suelen preferir la caricia brutal a la indiferencia.

El erotismo de la gente joven tiene rasgos dicotómicos y en buena parte contradictorios. El impulso erótico inherente a todas las personas se manifiesta más en los hombres y socialmente se permite mucho menos a las mujeres. Es común que las parejas de novios se entreguen a sus escarceos eróticos "a escondidas" y que tengan su primer coito (generalmente entre los 15 y los 19 años, en los medios urbanos) en la casa de uno de ellos, en el asiento trasero de un carro o en una habitación de hotel. En las historias clínicas sexuales es común la referencia de que hay placer o emoción positiva por esa iniciación coital, pero tiene secuelas diferentes según el género: ellos se ufanan y ellas se culpan. También es frecuente en esas historias de vida encontrar que ellas se excitan insuficientemente, por lo que su lubricación vaginal es escasa y presentan dispareunia, es decir, dolor durante la penetración o alrededor de ella y excepcionalmente liberan su tensión sexual, esto es, casi nunca tienen orgasmo. Muchas mujeres narran que su primer experiencia coital les ha decepcionado, no tanto por el hecho en sí mismo o por la carencia del placer que habían idealizado, sino también y fundamentalmente por la actitud del hombre con el que se han relacionado. A este hombre común, en este acto trascendente para la mayoría de las mujeres, ellas lo describen como "nervioso, mecánico, tosco, hiperexcitado, por momentos indiferente, más pendiente de su erección que de brindar caricias, acelerado, sin consideración, eyaculando rápido".

La crónica que los hombres hacen de su primera relación coital es totalmente distinta: más que hablar de una persona, hablan de un cuerpo y de una situación. Así, es por demás común que un "chavo" se refiera a la chica con la que ha iniciado su vida coital de manera impersonal y fragmentaria, sin alusión a aspectos emocionales y de personalidad total, por ejemplo: "No estaba muy buena pero tenía *chichotas*, no se movía mucho pero *la mamaba rico*". A este tipo de hombres les enorgullece haber logrado la seducción y creen a pie juntillas que es real la vieja frase: "la hice mía". Suelen no estar conscientes de que "se han venido" rápido; más aún, muchos hombres piensan que eyacular pronto es un dato de sobreexcitación debida a su "mayor virilidad". Tampoco registran conscientemente lo apresurado de sus acciones, su carencia de juego erótico precoital, su paupérrimo repertorio erótico, sus movimientos pélvicos frenéticos y mediados por la ansiedad, ni su nulo control del reflejo de la eyaculación.

Tomando como ejemplo a la pareja heterosexual de clase media, habría que decir que luego de un noviazgo convencional en el que se ha empezado a explorar un erotismo coital placentero aunque insuficiente, es común que se realice el matrimonio. Esta institución, actualmente en crisis, con datos extraídos de la práctica clínica en sexología, por lo general presenta un erotismo con la siguiente ruta crítica:

Fase 1. Relaciones eróticas libres y relativamente placenteras. Una permisividad social para tener relaciones sexuales en el matrimonio, hace innecesario el ocultamiento de las mismas y favorece la utilización de metodología anticonceptiva. Esos contactos sexuales liberan el deseo y propician los orgasmos en algunas mujeres; otras siguen siendo anorgásmicas aunque sí disfrutan de sus relaciones eróticas en la medida de lo posible. Algunos hombres se tranquilizan y logran atemperar su eyaculación, otros no lo consiguen o ni siquiera se percatan de ello. La frecuencia coital de las parejas es muy variable, pero es común que haya entre cuatro y seis coitos al mes.

Fase 2. Relaciones eróticas post-embarazos e intergestacionales. Cuando la pareja decide tener hijos, suelen verse dos fenómenos peculiares: por un lado, decrece el número de encuentros sexuales (uno cada semana o menos); por otro, el deseo sexual de muchas mujeres se atenúa, particularmente después del segundo embarazo. En el caso de ellos, empieza a producirse una reactivación de la ansiedad que reanuda las eyaculaciones prontas. Hay aquí varios hechos comunes que tienen participación en estos cambios. Las mujeres que ahora son madres se concentran en la puericultura y en las necesidades afectivas de sus hijos, por lo que el marido pasa a un segundo plano; es como si la energía emocional fuese transferida casi con exclusividad a las y los pequeños.

Muchos hombres acusan algunos cambios en esta etapa: sus esposas ya no les son tan atractivas y por ende disminuye la motivación para las relaciones eróticas. Se percatan de que, a diferencia de lo que sucedía en el noviazgo y en los meses o años anteriores a los embarazos, ya no son el centro de atención de sus parejas. La tradicional poligamia masculina puede verse exacerbada por dos razones: "buscar en otro lado lo que no tengo en la casa" y reivindicar el falso concepto de virilidad tratando de reafirmar "que sigo siendo atractivo y puedo seducir a alguien". En casos extremos pero no excepcionales, se presenta el llamado *síndrome de Elvis Presley*, en el que el varón ve a su mujer, que ha tenido hijos, ya no como su amante pareja, sino como la *madre de sus hijos*, epítome de la mujer *buena*, una verdadera *santa*, a la que no puede mancillar como si fuese una *mala* mujer.

A situaciones como ésta, lo extremo no le quita lo real.

Fase 3. Relaciones eróticas rutinarias y por obligación. Mediando los primeros cinco a diez años de la relación conyugal, es frecuente observar que el tedio, la ritualización mecánica y "el deber ser" predominan en la vivencia erótica. En ellas, son comunes la falta de motivación y la apatía para emprender encuentros sexuales y en ellos, nuevos conflictos y angustias aparecen: a la proverbial eyaculación precoz, torpeza amatoria y reducido menú erótico, se agregan ahora la ansiedad por mantener continuamente erecciones firmes, las dudas sobre su capacidad de conquista y las distintas manifestaciones de la así llamada *crisis de la edad mediana*, tales como miedo a la vejez y a la muerte, dudas sobre la vigencia de su potencia sexual, incremento de la urgencia de penetración (lo que condiciona el círculo vicioso: ansiedad-autoobservación-dificultades para la erección-eyaculación precoz-ansiedad), problemas existenciales, laborales y económicos, críticas de hijas e hijos adolescentes (él, su papá, ya no es su ídolo y sus defectos se magnifican, en tanto que sus virtudes se atenúan), los problemas inherentes a la dinámica de la relación de pareja, ahora multiplicados con el paso de varios años de convivencia estrecha, etcétera.

Estos hombres acostumbran intentar un reforzamiento de su virilidad al mantener relaciones extramaritales, siendo éstas últimas generalmente más eróticas que afectivas. Excepcionalmente prosperan y no es común que sustituyan a la relación conyugal estable; en efecto, las llamadas relaciones de *amasiato* o "satélites" generalmente transcurren sin trascendencia y en ocasiones contribuyen a consolidar el vínculo conyugal, cubriendo la insatisfacción sexual que éste conlleva. En ese sentido, habría que reevaluar el papel de la o el amante: no son necesariamente *rompehogares*, sino más bien, involuntarias reforzadoras o reforzadores de la pareja estable, aunque es frecuente que el descubrimiento o revelación de una relación extramarital implique dolor emocional y múltiples problemas antes de la reconciliación, imprescindible para recomponer la estabilidad temporalmente perdida.

En el México de los años recientes y con referencia específica a la clase media, se está presentando algo hasta hace poco tiempo infrecuente, que consiste en el hecho de que numerosas mujeres, una vez que tienen satisfecha su paridad (es decir, ya tienen el número de hijos e hijas que desean y por el crecimiento de éstos ya no requieren tantos cuidados) y ante la circunstancia innegable del empobrecimiento de su vida erótica conyugal, emprenden relaciones fuera de su pareja sea para cubrir esta carencia, para vivir un enamoramiento intenso o bien, simplemente para tener una experiencia emocionante que las sacuda del tedio conyugal.

Fase 4. Relaciones eróticas meramente compañeriles o extinguidas. Como nefasto resultado de la ruta crítica anteriormente esbozada, también con frecuencia ocurre que durante la adultez tardía, la pareja conyugal que ha superado diversas contingencias y crisis se encuentra socialmente consolidada, acaso con hijos y nietos, con cero posibilidades de diluirse, pero con una vida erótica ahora tan empobrecida que puede ser una simple relación compañeril o "de cuates", con diversos grados de confianza e intimidad, pero con el rasgo casi invariable de que la pasión erótica está menguada o brilla por su ausencia. En algunos casos, por desgracia no pocos, los miembros de esa pareja ya añosa, ignorantes del derecho que tienen a disfrutar de una vida sexual plena, son presa del síndrome social del *ancianismo*, una forma de discriminación que incluye una ideología supresora del placer en las personas de la llamada tercera edad, que se vuelve un introyecto, es decir, el hombre o la mujer mayor construyen internamente la idea de que, efectivamente, "a mis años ya no debo pensar en el sexo, que es solamente para gente joven". Este introyecto se traduce, muchas veces, no sólo en la disminución, sino incluso en la extinción de los encuentros eróticos.

Claro está –afortunadamente– que esta ruta crítica no es ineluctable, no tiene que producirse de modo fatal, ni es generalizada.

A propósito, hay algunas buenas noticias que son la esencia de este libro: la vida erótica es consustancial a las personas, fuente de salud emocional y orgánica, fortalece los vínculos afectivos entre los seres humanos, proporciona grandes cuotas de placer y representa una forma especial de comunicación que consolida el desarrollo y la personalidad de los individuos, independientemente de su sexo, su condición social e ideológica, su orientación erótico-afectiva e incluso, su estilo personal de ejercer esa vida erótica.

En los siguientes capítulos tendré como marco esencial de ideas el irrenunciable derecho al placer que como seres eróticos poseemos.

He creído necesario, en el capítulo 2, incluir el tema de las principales tradiciones en sexología, pues es indispensable que la lectora o el lector identifiquen plenamente la corriente ideológica que le da sustento a este libro.

En el mismo sentido, he solicitado a María Antonieta García y a Javier Cambrón sus respectivos capítulos sobre la evolución de la sexualidad de la persona a través de las primeras etapas de la vida y sobre el derecho al placer en las personas con limitaciones observables.

Los dos anteriores temas son fundamentales para que el lector y la lectora interesados se introduzcan en la vertiente existencial humanista en sexología.

En otras partes del libro revisaré aspectos relevantes del amor, la pareja y el erotismo. Glosaré los bloqueos del erotismo, los principales factores que propician o causan las llamadas disfunciones sexuales –pero que más propiamente debieran denominarse disfunciones eróticas– y, sobre todo, propondré a la consideración de los lectores algunas sugerencias de erotismo integral que implican enriquecimiento de la sexualidad, la prevención de algunas disfunciones eróticas y la solución, siempre posible, de esos problemas de salud sexual que obstaculizan e interfieren en la vida erótica satisfactoria.

En el capítulo 13 ilustro gráficamente algunas de estas propuestas de erotismo integral, pero no para que sean reproducidas mecánicamente, sino porque representan puntos de partida que estimulan la creatividad e imaginación en aquellas parejas que consideren necesario reactivar e incrementar el importantísimo elemento erótico de su relación.

Finalmente, a manera de adelanto de las próximas líneas, deseo compartir con quien lee esto, el siguiente fragmento de un *chorema* (poema popular comunicado verbalmente), escuchado en un vagón del metro de la Ciudad de México, en septiembre de 1996. Aunque ripioso y mal construido, revela sin duda lo que parte de la imaginación colectiva quiere ver en el erotismo. Esta visión, por cierto, suele ser más sencilla y mejor expresada que la que tienen los científicos, in-

En las alas del placer yo me transporto
a insospechados mundos de belleza ignota.
Bebiendo de la piel y los sudores
nos regalamos cánticos y flores.
Te disfruto plena, rudamente
como el labriego de Neruda lo exaltara.
De madrugada, cuando el sueño vuelve,
agradecerle resta a nuestra vieja cama.

CAPÍTULO 2

Las tradiciones sexológicas

La sexología como discurso medicalizado

En su *Historia de la sexualidad*, Michel Foucault narra un acontecimiento de mediados del siglo XIX: "Un campesino del pueblo de Lapcourt, un tanto simple de espíritu... fue denunciado un día de 1867: al borde de un sembradío había obtenido algunas caricias de una niña, como ya antes lo había hecho, como lo había visto a otros hacer, como lo hacían a su alrededor los pilluelos del pueblo... fue, pues, acusado por los padres al alcalde, denunciado por éste a los gendarmes, conducido por éstos ante el juez, inculpado por éste y sometido al examen de un médico primero, luego visto por otros dos expertos, quienes redactaron un informe y posteriormente lo publicaron".[1]

Cuenta Foucault que a este sencillo hombre, de hecho se le exculpó de cualquier delito, transformándolo en objeto de estudio médico, para, finalmente, confinarlo de por vida en un hospital luego de dar a conocer su caso al mundillo científico, mediante una publicación.

Tratase de una típica *patologización* del comportamiento sexual, que sobreviene de lo que Foucault llama *psiquiatrización del placer perverso*. Esta práctica de cientificidad punitiva y estigmatizante, repetida en docenas, cientos y miles de casos, devino discurso hegemónico de la *scientia sexualis* del siglo XIX: la sexología como imperativo moral y moralizante de los comportamientos sexuales, tasados por la normatividad del incipiente modelo salud-enfermedad, el cual, en otros órdenes, generaba avances para la humanidad y conquistaba adeptos.

Así, el campesino de marras ya no era un hombre que acariciaba y se dejaba acariciar por una niña; ahora era el nefasto paidófilo que pervertía con sus acciones y apetencias eróticas no tanto a la doncella a quien prodigaba sus afectos, sino más bien a todo un núcleo social que de forma paulatina pero segura, se estaba "medicalizando".

Richard Von Krafft-Ebing, profesor de psiquiatría en la Universidad de Viena, se interesó en encontrar pruebas de enfermedad entre los agresores sexuales sometidos a juicio. Al publicar en 1886 su amenamente redactada obra *Psycopathia sexualis*, que contenía los resultados de sus indagaciones, estaba, de hecho, inaugurando la ciencia de lo sexual. Su éxito fue rotundo: en 1903 apareció la 12a. edición, la cual incluía el estudio de 283 casos de patología sexual, en contraste con los 45 de su edición inicial. En la concepción de Krafft-Ebing, lo "anormal" era lo esencialmente referido a las conductas eróticas que no implican reproducción biológica; de hecho, enlista una amplia clasificación de "perversiones" tales como la satiriasis, la ninfomanía, el exhibicionismo, el sado-masoquismo, el fetichismo, la urofilia, la inversión sexual, etcétera.

Este protosexólogo estimuló con sus trabajos a muchos más, incluyendo a Sigmund Freud.

Krafft-Ebing subrayó el cariz científico y antiobscurantista de su propia obra, si bien su discurso pretendidamente positivista y de ciencia pura, estuvo invariablemente influido por juicios moralizantes emanados de la tradición judeo-católica. Se trasluce en sus conceptos una idea central: la sexualidad tiene un fin único aceptable y éste no es otro que el coito heterosexual. La ciencia sexual surge tanto como un intento de descripción objetiva de la realidad sexual, como un rígido código moral de las conductas sexuales.

Concomitantemente, la incipiente sexología opera como forma de construcción de verdades científicas sobre el fenómeno sexual y como una manera de juzgar adversamente a quienes no se ajustan a un patrón deseable de comportamiento erótico.

Señala Jeffrey Weeks: "A través de su simbiosis con la profesión médica, la sexología adquirió respetabilidad... la otra cara de este fenómeno consistió en que este conocimiento podría fácilmente subordinarse a una norma médica... la apelación a la ciencia, entonces, se convierte en poco más que un gesto para legitimar una intervención regida fundamentalmente por relaciones específicas de poder. En el discurso de la sexología, la producción de un cuerpo de conocimientos aparentemente neutro en términos científicos (acerca de las mujeres, sobre los que optan por variantes sexuales, los delincuentes o acusados) puede convertirse en un recurso utilizable para la producción de normas que limitan y ponen cotos a las conductas eróticas... la sexología no ha estado jamás abiertamente apartada de las relaciones de poder; a menudo ha estado profundamente implicada en ellas".[2]

En el medio mexicano, Luis González de Alba también ha reflexionado sobre la medicalización de la sexualidad: "Lo normal y lo patológico dejan de ser conceptos relacionados exclusivamente con la medicina para volverse sustitutos de la religión. La industria no cree en Dios ni en los pecados, pero sí cree en la ciencia y en este momento la medicina ofrece una noción de gran utilidad práctica para normativizar la vida de los ciudadanos... crece hasta el infinito el número de nuestras etiquetas... frente a cada objeto del mundo hay una perversión posible que no se nos había ocurrido. Cada conducta es fuente de una posible anomalía".[3]

El término patologización es un neologismo que alude al acto de atribuir enfermedad a un determinado comportamiento. Carl Rogers llegó a afirmar que a menudo los diagnósticos psiquiátricos no son otra cosa que declaraciones ideológicas. Esta aparente obviedad deja de serlo si consideramos que los mitos elevados a la categoría de ciencia son aceptados como verdades absolutas y no como opiniones de expertos que a veces resultan útiles para la comprensión y solución de algunos problemas de salud y a veces no, como veremos líneas adelante.

Los españoles Fernando Álvarez Uría y Julia Varela no creen que la medicalización de la vida sexual sea privativa de la etapa decimonónica. Por el contrario, con nuevas formas e innovadores disfraces perdura en nuestro tiempo; acaso perdurará en este siglo XXI: "Los sexólogos, en tanto especialistas, han elaborado un cúmulo ingente de recetas englobadas con frecuencia bajo la rúbrica de educación sexual... los ciudadanos están cada vez más apremiados a regular sus pulsiones, sus sensaciones y sus orgasmos en consonancia con unas normas que al codificar la sexualidad contribuyen a confiscar lo cotidiano".[4]

La patologización sexual de nuestra época estaría incompleta, sus resultados normativizadores serían limitados, si no se acompañase —como indica André Béjin— de las necesarias pedagogías y terapias de lo sexual: las taxonomías, nosologías y diagnósticos sexológicos requieren metodologías de enseñanza-aprendizaje que homogenicen la normalidad sexual, que diferencien lo básico de sus variantes y que curen lo enfermo y modifiquen lo disfuncional. Así, surgen la educación sexual tradicional, la psicoterapia sexual y las nuevas terapias para revertir disfunciones sexuales.

Al respecto, apunta Georges Abraham: "Una actitud terapéutica de las más corrientes es la que podríamos llamar de omnipotencia mágica. Si la elige, el terapeuta sabe que tratará de influir a su paciente a través de una sugestión masiva que le evite, en la medida de lo posible, reflexionar y defenderse. Es como si el terapeuta tratara de insuflar en su paciente la convicción de que el problema de éste podrá desaparecer en la medida en que el paciente se abandone por completo al terapeuta".[5]

Obviamente, las formas terapéuticas de normativización sexual no siempre son tan burdas.

Ya Thomas Szasz y Jeffrey Moussaieff Masson se han encargado de denostar (acaso con exceso) a las diferentes corrientes psicoterapéuticas, así como de describir el abuso de poder de los propios profesionales de la llamada salud mental. El sexólogo clínico tradicional, sea "orgasmólogo" o "normatizador de lo desviado" o "pedagogo de lo sexualmente aceptable", no está exento de tales críticas.

La medicalización sexual: fuente de represión y estigma

La patologización de la vida sexual, particularmente del placer erótico, fácilmente conduce a ubicar como desviados a los seres humanos que rebasan el marco de lo "normal". Según Tamar Pitch, la desviación puede entenderse como una conducta discrepante con el término medio de conductas comunes, o bien como un comportamiento que transgrede las reglas normativas de acuerdo con expectativas de los sistemas sociales. Por ello, recibe calificaciones adversas de quienes componen esos sistemas.

Ajustarse a la normatividad sexual implica adaptarse a ella en un proceso largo de aprendizajes que pudiera denominarse *represión sexual*. Castilla del Pino considera que la aceptación de la represión sexual implica la sumisión total al sistema, al *statu quo*. Este autor piensa que tal aceptación es la consecuencia lógica del deseo del individuo por ser admitido en un grupo social de referencia; así, se efectúa un peculiar trueque: la persona asume la norma que reprime su sexualidad y a cambio recibe las ventajas de pertenecer al grupo, pese a que en su fuero íntimo o en su inconsciente no concuerde con tal norma. Le quedan dos posibilidades: ocultar su "defecto", con lo que al cancelar una parte importante de su ser, desarrolla un *sacrificio del yo*, o reconocer su enfermedad o disfunción para ser atendida profesionalmente y recuperar el estado de "salud".

Para Erving Goffman, el *estigma* es aquella "situación del individuo inhabilitado para una plena aceptación social". Supone un juicio adverso, una etiqueta negativa para quien lo recibe.

Por supuesto, la medicalización de la sexualidad y la consecuente patologización de los placeres perversos son causa común de estigma para muchas personas. El propio Goffman describe las actitudes y creencias que comúnmente los "normales" muestran ante quienes poseen un estigma. Una lectura crítica de las ideas de este sociólogo identificaría claramente los siguientes prejuicios o nociones mitificadas:

1. Quien tiene un estigma no es totalmente humano.
2. Quien vive el estigma necesita ser explicado, teorizado, justificado en su inferioridad o nocividad. De ahí que surjan, por ejemplo, las teorías sobre las etiologías de la homosexualidad o de las llamadas *parafilias*.
3. Aquellos seres humanos con estigma, son calificados con epítetos a veces distintos a su verdadero significado (por ejemplo: si alguien es motejado como degenerado, no se alude a que no tiene hijos, sino a que es un ser despreciable).
4. Los individuos considerados desviados tienen, además, una serie amplia de defectos (por ejemplo: si es un hombre homosexual debe ser farsante, hipócrita y mentiroso) y, al mismo tiempo una serie de virtudes que el "normal" desea que el "anormal" posea, pero que no corresponde necesariamente a lo que éste quiere para sí (por ejemplo: si es homosexual varón tiene que ser delicado, sensible y apto para las artes).
5. Los diferentes o desviados poseen, en general, un modo peculiar de ser (por ejemplo: el estereotipo de que todos los hombres homosexuales son necesariamente afeminados).
6. Los estigmatizados poseen las características que tienen por una suerte de castigo, de tal manera que intrínsicamente está justificada la forma en que se les trata.

Es común que las personas estigmatizadas por su vida sexual acudan a la consultoría sexológica (información, orientación, terapia) con un profundo introyecto psicológico: "Soy alguien que está enfermo(a) y necesito que me curen".

Tenemos así uno de los primeros y quizá el más importante efecto de la medicalización/patologización de la vida sexual: nada menos que la construcción en la persona estigmatizada de un autoconcepto que incluye poseer anomalía, desviación, enfermedad o perversión. La persona que se sabe sexualmente desviada, desgasta mucha energía psíquica en encubrir el modo particular de vivir su sexualidad, al tiempo que para lograr ese encubrimiento, cancela porciones importantes de su personalidad y experiencias compatibles con sus impulsos sexuales.

El encubrimiento, la simulación, la doble vida, son hechos que a menudo se presentan y que contribuyen al sacrificio de la personalidad.

A más de lo anterior, se suscitan en quienes rodean a la persona estigmatizada por su sexualidad, reacciones emocionales emergentes y contradictorias, tales como miedo (por temor a la "contaminación" cuando se convive con un *diferente*), repulsión (porque se le atribuye a ese sujeto nocividad social), lástima (dado que el individuo tiene defectos y no es del todo humano) y, soterrada o abiertamente, deseos de que se le excluya, se le segregue del grupo social.

Una consecuencia –poco atendida– de la patologización sexual es la irresponsabilidad en la persona estigmatizada; de hecho, implícitamente ésta la fomenta, ya que toda su conducta es explicable a partir de la inevitibilidad e involuntariedad de sus actos: su condición humana "perversa" es una especie de sino trágico e ineluctable.

La sexología respetuosa de la diversidad sexual

Hay otra tradición sexológica, distinta en su esencia a la sexología arbitrariamente medicalizada: es la ciencia sexual aceptativa de las diferencias sexuales, la que restringe el modelo salud-enfermedad a los procesos mórbidos que afectan orgánica o psíquicamente a los individuos, la que se percata de la enorme variedad de comportamientos sexuales, la que asume que los guiones o argumentos de comportamiento erótico no son en absoluto universales o inamovibles, aquella tradición sexológica que no se atribuye el derecho de normativizar la vida sexual para negar unas sexualidades y reconocer otras.

En épocas recientes, ha emergido una nueva corriente sexológica que tiene anclas profundas en la sexología aceptativa de la diversidad sexual: la *sexología existencial-humanista*, centrada en las necesidades de la persona, que no confunde la peculiaridad psíquica del individuo con lo psicopatológico, que se da cuenta de las distintas formas de vivir el fenómeno sexual a partir de la transculturalidad y que propone formas de abordaje terapéutico ajenas a los rígidos cartabones del modelo tradicional salud-enfermedad.

¿Cómo surge esta otra tradición sexológica?. No aparece como un movimiento organizado, tampoco tiene exponentes que nítidamente hayan deslindado su postura filosófica o pragmática; de hecho, a sus representantes —hasta hace poco tiempo— se les encuentra desperdigados, con esfuerzos aislados, intentando tímidamente, desde el siglo XIX, independizarse de los movimientos sexológicos hegemónicos.

La sexología existencial-humanista, como veremos adelante, posee dos grandes influencias teórico-prácticas: *a*) la tradición sexológica de aceptación y respeto a la diversidad sexual y *b*) la psicología humanista, especialmente el trabajo psicoterapéutico de Carl Rogers y los exponentes de la psicoterapia gestalt.

Iwan Blöch (1872-1922), alemán, publicó en 1907 *La vida sexual de nuestra época*, obra en la que explícitamente comenta la diversidad de comportamientos sexuales de distintas culturas, en variados períodos históricos. En su introducción, Blöch anota: "El autor está convencido de que las consideraciones puramente médicas de la vida sexual no pueden explicar bien las múltiples relaciones que existen entre la dimensión sexual y otras dimensiones de la existencia humana. Para hacer justicia a la gran importancia que tiene el amor en la vida individual y social, y también en la civilización humana, este campo particular de investigación debe ser tratado en una ciencia general de la humanidad, la cual estaría constituida por la unión de las otras ciencias —la biología, la antropología, la psicología, la etnología, la filosofía, la historia de la literatura y la historia entera de la civilización—... no hay ningún tratado exhaustivo que toque toda la vida sexual... por lo que es necesario un punto de vista centralizado... el de la sexología".[6]

Blöch denota en sus escritos una negación implícita del supuesto fin único de la sexualidad: el coito reproductivo. Dicho de otro modo, esboza tanto la variabilidad como las múltiples funciones de la sexualidad. Por cierto, es el propio Blöch quien acuña el término *sexología* para referirse al estudio científico-humanista de la sexualidad. Al respecto afirmó que esta nueva ciencia es el estudio de las manifestaciones y efectos de la sexualidad en sus dimensiones físicas, psicológicas, individuales y sociales.

Magnus Hirschfeld (1866-1935), también alemán, teorizó e investigó abundantemente sobre el comportamiento homosexual y el transvestismo, aún sin diferenciarlo de la transexualidad. Defendió los derechos de las llamadas minorías sexuales.

En 1897, Hirschfeld funda el Comité Científico Humanitario para fomentar reformas en el ámbito de la sexualidad, especialmente en lo relativo a la defensa de las personas homosexuales. Posteriormente, junto con Blöch, establece en 1919 el berlinés Instituto de Investigaciones Sexológicas.

En 1921 se llevó a cabo en Berlín el Primer Congreso Internacional para la Reforma Sexual, del cual surgió la Liga Mundial para la Reforma Sexual, siendo ésta la primera organización internacional de profesionales de la sexología con vocación y compromiso social. La Liga, entre cuyos miembros estaban Wilhelm Reich y Havelock Ellis, realizó conferencias en distintos lugares de Europa, entre 1928 y 1932.

Con el ascenso al poder, los nazis destruyen en 1933 la vasta biblioteca del Instituto de Investigaciones Sexológicas y algunos de sus miembros se ven obligados al exilio.

Havelock Ellis (1859-1939), médico y educador inglés, en sus *Estudios sobre psicología del sexo*, de 1896 a 1928, hace un amplio inventario de las diferentes formas de manifestar la sexualidad y el erotismo. Ellis, quien llegó a ser presidente de la Liga Mundial de Sexología, planteaba a fines del siglo XIX y principios del XX, que era menester emprender luchas reivindicatorias en relación con la sexualidad. Postulaba, asimismo, que se derogaran las sanciones legales contra las personas homosexuales.

Con altas y bajas, Sigmund Freud, Otto Weinsberg, Albert Moll, entre otros pocos, hacen aportaciones a la sexología no patologizante.

Freud reconoció la existencia de la sexualidad en la totalidad del proceso vital. Consideró que la libido o impulso sexual es el motor esencial de los comportamientos humanos. En sus textos, describe a la sexualidad como la pulsión fundamental. Opinó que si bien este impulso se inicia en la lactancia y acaba con la muerte, no es el mismo en la infancia que en la adultez, es decir, la sexualidad adulta requiere de una maduración evolutiva. Así, la fase oral, que coincide con el primer año de vida, consiste en que es la boca el núcleo de gratificación principal. El aprendizaje y el placer se reciben mediante la oralidad. La fase anal, que transcurre del primero al tercer año, se caracteriza por tener como fuente de placer al ano. El control de esfínteres provee al infante de una relativa independencia con respecto a sus padres, en la que el acto de defecar representa satisfacción y el hecho de contenerse implica control. De todas suertes, se aprende la conducta higiénica como un imperativo social. La fase fálica abarca aproximadamente de los tres a los cinco años. En ella, el interés erótico se centra en los órganos sexuales externos. En el caso del niño, experimenta placer acariciandose el pene y desarrolla la fantasía de poseer a su madre. Esto da origen al complejo de Edipo, en el que siente celos de su padre pero al que también teme; dicho temor constituye la *angustia de castración*, que tiene dos elementos:

a) El miedo a que se le quite la fuente de placer.
b) Y el miedo a ser como las niñas, es decir, sin pene.

Se supone que el complejo se supera mediante la renuncia del niño a ser amante de su propia madre y por medio del acto de identificación con la figura paterna, que ahora será un modelo y no un rival.

En el caso de la niña, ésta se percata de que no tiene pene, experimenta la llamada envidia del pene y desarrolla lo que algunos autores, no Freud, han llamado el complejo de Electra, consistente en poseer a su padre, en sustitución de su madre. La solución de este complejo es parcial, debido a que la envidia del pene, aunque atenuada, perdura por siempre.

Generalmente —siempre siguiendo la teoría freudiana— la resolución de dichos complejos se logra antes de los seis años, luego de lo cual se presenta la fase de latencia, que dura hasta antes de que inicie la pubertad y está caracterizada, como su nombre lo indica, por una disminución de los impulsos sexuales, que permanecen en estado potencial y sublimado: son sustituidos por afanes intelectuales y sociales. Por último, aparece la fase genital, que transcurre desde la pubertad hasta el inicio de la adultez. Es en esta fase en la que los adolescentes "maduran", centrando su libido en las relaciones heterosexuales mediante el coito vaginal.

Freud no inventa el concepto de inconsciente, pero sí lo incorpora al discurso científico y le confiere a su contenido, instintivo e inaccesible, el papel preponderante en los comportamientos en general y en las conductas sexuales en particular.

Otra aportación freudiana relevante fue esbozar la idea de la bisexualidad innata en los seres humanos, a título de potencialidad.

Varias de las ideas freudianas sobre la sexualidad no pasan el tamiz de la ciencia, otras son sexistas, otras sin embargo, han sido revolucionarias y esclarecedoras.

Entre 1922 y 1928 surge una "nueva ola" de la sexología, con la obra de Wilhelm Reich. En 1928, en Viena, funda la Sociedad Socialista de Información e Investigación Sexuales. Sus obras *La función del orgasmo* y *La revolución sexual* sientan las bases de lo que podríamos llamar la orgasmología, tan apreciada, años después, por Masters y Johnson y Helen Kaplan.

Reich rompe con la "neutralidad científica" desde el momento en que cuestiona la represión de la sexualidad a partir de un análisis político, marxista para mayor precisión.

Ya en la segunda parte del siglo XX, los sexólogos que con más fuerza irrumpen en el escenario social son, sin duda, Alfred C. Kinsey, William Masters, Virginia Johnson y Helen S. Kaplan.

Es Kinsey, quien con sus colaboradores logró culminar uno de los trabajos más vastos de investigación del comportamiento sexual, el que muestra, de manera por demás esclarecedora, que la sociedad norteamericana vivía en una "doble moral" sexual. Desde 1938 hace investigación sexológica. Funda el Instituto de Investigación Sexológica auspiciado por la Universidad de Indiana, hoy conocido como el Instituto Kinsey. En 1948 publica *El comportamiento sexual del varón (Sexual Behavior in the Human Male)* y en 1953 *El comportamiento sexual de la mujer (Sexual Behavior in the Human Female)*.

Ambas obras son referencias básicas, muchas veces avaladas por la investigación científica más reciente, para entender mejor diversas conductas sexuales. Johnson y Masters, al publicar en 1966 el resultado de su trabajo de investigación iniciado 12 años antes, inauguran no solo una nueva forma de mirar a la sexualidad, sino también toda una serie de publicaciones que influyeron mucho en el pensamiento sexológico del siglo XX y que probablemente lo seguirán haciendo en el del siglo XXI. En efecto, *La respuesta sexual humana* implicó la observación y registro de más de 10 000 relaciones sexuales en las que participaron 382 mujeres y 312 hombres cuyas edades oscilaban entre los 18 y 89 años.

La obra permitió a sus autores proponer su famoso esquema de la curva fisiológica de la respuesta sexual humana, así como desarrollar en su trabajo posterior la terapia que permitiría tratar clínicamente distintos problemas de salud sexual: las llamadas disfunciones sexuales, tales como disfunción eréctil, anorgasmia y eyaculación precoz.

Con la muerte de William Masters en el año 2001, se cierra un importante ciclo de la investigación sexológica y la sexología clínica.

Sin duda estimulada por los trabajos de Johnson y Masters, la sexóloga neoyorquina Helen S. Kaplan se convierte en la terapeuta sexual por excelencia. Su propuesta conocida como La nueva terapia sexual *(The New Sex Therapy —Active Treatment of Sexual Dysfunctions*, 1974) y sus publicaciones sucedáneas son probablemente las aportaciones más influyentes del mundo occidental para el abordaje y tratamiento de las alteraciones del erotismo.

Al fallecer, antes de concluir la década de los 90, Kaplan deja un amplio legado de contribuciones a la sexología clínica, signado por una forma eficiente y práctica de tratar la disfuncionalidad de la vida erótica.

La nueva revolución sexual de los años 60 del siglo xx, fue la de los manuales sexológicos, la pretendida y cuestionada liberalización de las sexualidades, la mecanización del placer erótico promotor de superatletas sexuales y de la tiranía del orgasmo, esa suerte de obligación o necesidad inducida de arribar siempre a la máxima sensación de placer en todo encuentro sexual que uno tenga. Esta dictadura del placer sexual ha resultado, no un acicate para la búsqueda gozosa de bienestar, sino más bien una obsesión más, generadora de ansiedades y favorecedora de disfunciones de la vida erótica. El fin de siglo también se significó por la legitimación y adquisición de relativo prestigio, quizá insuficiente, de las y los sexólogos. Cuando aparece amenazante la pandemia mundial del VIH/sida, cambia radicalmente el panorama respecto de la pretendida liberación de las sexualidades. Mucha gente se siente severamente acotada en su ejercicio erótico y ante la inicial insuficiencia de información, limita, evade o cancela su potencial erótico. Algunos gobiernos no atienden bien el problema desde las acciones educativas y de promoción de la salud y es entonces que las organizaciones de la llamada sociedad civil acometen la ardua labor con inteligencia e imaginación, aunque casi siempre con recursos escasos. Dentro de las acciones de educación sexual se empiezan a privilegiar la afectividad relacional, la prevención de las infecciones de transmisión sexual y la vida erótica no genitalizada. Sin embargo, estas propuestas, todavía incipientes, aún no llegan al gran público.

La sexología existencial-humanista

La sexología existencial-humanista posee dos grandes vertientes que le dan sustento: *la tradición sexológica de aceptación y respeto a la diversidad sexual* (con un modelo centrado en las necesidades de la persona, no directivo y no patologizante) y el movimiento del potencial humano, particularmente la psicología humanista de Abraham Maslow, Carl Rogers, Víctor Frankl y Fritz Perls, entre otros.

¿Qué es la sexología existencial-humanista?

Es, desde luego, el conjunto de ciencias y humanidades que estudian la sexualidad humana. Más específicamente, es el resultado de la suma paradójica de *ars erótica* (en términos de M. Foucault: la obtención de la verdad sexual a partir del placer mismo), más *scientia sexualis* (fascinación por la construcción de discursos científicos e ideológicos en los fenómenos de la sexualidad), más enfoque centrado en la persona (propuesto por Carl Rogers como un modelo no directivo en la relación profesional de ayuda, abocada a las necesidades de la propia persona, no necesariamente a las de la normatividad social).

En apretado resumen, éstas son las características descollantes del enfoque existencial-humanista en sexología:

1. **Respeto a la diversidad sexual y erótica** de los seres humanos.
2. **Reivindicación del derecho al placer,** cuando éste se produce en un ámbito de respeto hacia sí mismo(a) y los(as) demás.
3. **Objeción al modelo salud-enfermedad** como criterio único de valoración de las conductas sexuales.
4. **Refutación a la ideología meramente reproductiva** en las relaciones eróticas.
5. **Reconocimiento y promoción de la equidad entre los géneros,** partiendo del hecho de la igualdad ontogénica entre mujeres y hombres.
6. **Atención a las necesidades de la persona** independientemente de las normatividades, en relación con la educación sexual, orientación y terapia de los problemas sexuales.

Respeto a la diversidad sexual y erótica

Hay comportamientos sexuales disímbolos y extremadamente variables de cultura a cultura; entre los diferentes grupos humanos; en los distintos sectores de población que conforman a una sociedad y hasta en una misma persona a lo largo de su proceso vital. Comportamientos que son vistos como "anormales" o "antinaturales" en algún lugar, se alientan y se consideran prosociales en otro. La existencia de guiones sexuales (lo que se acepta y se rechaza en materia de conducta sexual) corresponde no a un orden natural, ya que la "naturaleza humana" es una construcción social, sino a un *orden social* impuesto que puede gozar o no de consensos.

Quienes trabajamos en sexología desde el existencial-humanismo, aceptamos la sabiduría organísmica como la verdadera naturaleza de los individuos. Esta sabiduría interior incluye los impulsos, se dice que es "sabia" porque a diferencia de muchos procesos puramente racionales, no engaña a la persona. El orden natural de la persona o sabiduría organísmica es esencial e inherente al individuo y le permite conservarse y actualizarse en un proceso permanente.

A partir de los estudios de Alfred Kinsey y colaboradores, se ha puesto en evidencia una suerte de doble moral sexual que consiste en declarar un estilo de vida sexual y en la práctica, asumir uno distinto.

Si en muchos aspectos del pensar, percibir, sentir y actuar somos tan distintos los seres humanos, ¿por qué suponer que toda la población tendría que ajustarse a un solo patrón de comportamiento sexual?

En el existencial-humanismo proponemos una actitud de respeto ante la diversidad sexual. No aceptamos discriminación hacia persona alguna con base en criterios étnicos, cronológicos, de nivel económico, de religión, de nacionalidad, de orientaciones sexuales y de prácticas eróticas.

Reivindicación del derecho al placer

La visión existencial-humanista del mundo y de la vida toma en cuenta los impulsos sexuales (elementos de la sabiduría organísmica) como fuentes de recreación y goce, como factores de bienestar irrenunciable cuando se manifiestan con respeto. Por ello reivindica el pleno derecho al placer erótico. Éste es esencia de la salud sexual, aunque reconocemos que el placer inherente al disfrute erótico frecuentemente ha sido negado, condicionado y patologizado.

Objeción al modelo salud-enfermedad

El modelo médico clásico basado en la antinomia salud-enfermedad, ha sido afortunado en el diagnóstico, detección y tratamiento de enfermedades diversas. Sin embargo, la aplicación arbitraria de dicho modelo dicotómico para clasificar como entidades morbosas a los comportamientos sexuales considerados indeseables, por una parte soslaya la relatividad del concepto "normalidad"; por otra, deja de observar que el ser humano es eminentemente social y que, ya se ha apuntado antes, todo lo que realice corresponde a su *naturaleza social*.

La patologización sexual, consecutiva a la medicalización que permea nuestras culturas, se concentra principalmente en la psiquiatrización del placer erótico, dando lugar a rechazo y etiquetamiento social. Por ejemplo: la persona travestista vista como psicótica, la persona homosexual juzgada como desviada o invertida, la mujer soltera que tiene más de una pareja sexual etiquetada como ninfómana, el hombre adulto que voluntariamente no ha tenido relaciones sexuales, diagnosticado como emocionalmente inmaduro, etcétera.

En sexología existencial-humanista, reconocemos el preponderante papel de la medicina en el avance científico-técnico, la lucha contra las enfermedades, la higiene y la salud pública. No obstante, el modelo salud-enfermedad en sexología frecuentemente "ha servido para satanizar a las personas que practican comportamientos sexuales no convencionales. Esta postura ideologizada ha cancelado el conocimiento y el análisis de las conductas y lo que es peor, ha sustituido la comprensión empática y la relación profesional de ayuda a las personas que la solicitan, por condenas, admoniciones y supuestos tratamientos en algunos casos atentatorios contra derechos humanos elementales",[7] como he señalado en otra oportunidad.

Refutación a la ideología meramente reproductiva

La ideología procreativa, con fuertes raíces en la tradición judeo-católica, considera que el objeto único o principal de la función sexual es el coito para la reproducción de la especie. Así, los comportamientos eróticos que no implican embarazo, sino únicamente obtención de placer, son vistos como anómalos, pecaminosos, perversos, degenerados, etc. Con la medicalización de las conductas sexuales, éstas derivaron en patologías o en actos inmorales.

No sólo es falso que la reproducción biológica sea la única o principal función de la sexualidad, sino que hay un creciente número de parejas que se afanan por posponer, impedir o espaciar los embarazos, lo cual ha sido favorecido por el advenimiento y disponibilidad de los métodos anticonceptivos. ¿Desde qué perspectiva científica o ética es posible denominar insana o inmoral una conducta sexual que no conduzca a la procreación?

Reconocimiento y promoción de la equidad entre los géneros

En sexología existencial-humanista advertimos la igualdad de las mujeres y los hombres en tanto seres humanos. Sin embargo, no es suficiente con esta declaración, sino que es indispensable promover, en las distintas esferas de la vida social, la equidad entre los géneros.

Es también imprescindible revisar críticamente el sexismo y sus consecuencias negativas para los varones y las mujeres, así como la formulación de estrategias educativas, políticas y jurídicas para, en la práctica concreta, arribar al reconocimiento de las diferencias y a la equidad en las relaciones sociales de género. Por cierto, las actividades de educación sexual con enfoque existencial-humanista, tienen como signo característico su acendrado no-sexismo.

Atención a las necesidades de la persona

A contrapelo de algunos enfoques teórico-metodológicos que atienden más a la normatividad social, al precepto moralizante o a la concepción "libresca" que ve al individuo como caso clínico, la sexología existencial-humanista centra su atención en las necesidades de la persona, tanto en docencia como en las relaciones profesionales de ayuda (orientación y terapia).

Es un estudio científico de la sexualidad centrado en la persona, por lo que plantea una filosofía existencial y desprejuiciada, una visión crítica y propositiva para abordar respetuosamente las distintas sexualidades de las personas, con sus peculiaridades, sus cambios y sus conflictos. Un modelo, en fin, que comprenda sin patologizar, que conozca sin diagnosticar y que ayude al crecimiento personal sin perjudicar a los seres humanos so pretexto de "curarlos".

La sexología existencial-humanista no propone diagnósticos, sino autoexploración y autoconciencia.

No postula curación o tratamiento, sino fomento al desarrollo del potencial humano y desbloqueo de las pautas de detención (llamadas neurosis en otros enfoques) que obstruyen o dificultan ese desarrollo.

Carl Rogers afirma que "en tanto el ser humano no comprende y asume su propia experiencia, es infeliz". Por tanto, procura por todos los medios a su alcance, que la persona (experta en sí misma) se autocomprenda, atempere o elimine los introyectos que le incomodan o le causan culpa, abata las defensas psicológicas que le impiden ser auténtica y que, respetando las diferencias con los demás, también respete su propia sexualidad.

Referencias textuales

1. Foucault, Michel, *Historia de la sexualidad*, 1. La voluntad de saber, 21a. edición, Siglo XXI, México, 1993, pp. 42-43.
2. Weeks, Jeffrey, *El malestar de la sexualidad*, Madrid, 1993, pp. 134-137.
3. González de Alba, Luis, *La ciencia, la calle y otras mentiras*, Cal y Arena, México, 1990, p. 111.
4. Álvarez-Uría, Fernando y Julia Varela, *Las redes de la psicología*, Libertarias/Prodhufi, Madrid, 1994, p. 143.
5. Abraham, Georges y Willy Pasini, *Introducción a la sexología médica*, Crítica-Grijalbo, Barcelona, 1980, pp. 391-427.
6. Blöch, I., citado por: Fuertes Martín, A. y F. López Sánchez, en: *Aproximaciones al estudio de la sexualidad*, Amarú ediciones, Salamanca, 1997, pp. 26-27.
7. Barrios Martínez, David, *Contribución a la crítica de la patologización sexual*, en: *Ometeotl*, vol. I, año 1, núm. 02, nov. 1994, pp. 14-19.

Bibliografía

Aries, P., A. Béjin, M. Foucault, y otros, *Sexualidades occidentales*, Paidós, México, 1987.

Barrios Martínez, David, "Contribución a la crítica de la patologización sexual" (versión para mesa redonda), en: *Anales del VIII Congreso Latinoamericano de Sexología y Educación Sexual* (del 8 al 11 de noviembre de 1996), Sociedad Uruguaya de Sexología, Sociedad de Estudios Superiores de Sexología, Montevideo, febrero de 1997, pp. 95-96.

—— "La necesidad de despatologizar la diversidad sexual" (versión para simposio), en: *Memorias del IX Congreso Latinoamericano de Sexología y Educación Sexual* (del 28 al 31 de octubre de 1998), México, D.F., agosto de 1999, pp. 174-176.

Basaglia, F., M. Langer, T. Szasz, I. Caruso y otros, *Razón, locura y sociedad*, Siglo XXI Editores, México, 1981.

Bourhis, Richard y Jacques-Philippe Leyens, *Estereotipos, discriminación y relaciones entre grupos*, McGraw Hill, Madrid, 1996.

Castilla del Pino, Carlos, *Estudios de psicopatología sexual*, Alianza Editorial, Madrid, 1990.

DSM-IV, *Criterios diagnósticos*, Masson, México, 1996.

DSM III- R, *Breviario práctico para psiquiatras*. Masson, Barcelona, 1993.

Escohotado, Antonio, *Majestades, crímenes y víctimas*, Anagrama, Barcelona, 1987.

Foucault, Michel, *El nacimiento de la clínica*, Siglo XXI, 15ª edición, México, 1995.

Freud, Sigmund, *Tres ensayos sobre teoría sexual*, Alianza editorial, Madrid, 1980.

Frazier, H., Shervert y Arthur Carr, *Introducción a la psicopatología*, El Ateneo, Buenos Aires, 1976.

Goffman, Erving, *Estigma*, Amorrortu, Buenos Aires, 1980.

Gregersen, Edgar, *Costumbres sexuales*, Folio, Barcelona, 1988.

Masson M. Jeffrey, *Juicio a la sicoterapia*, Cuatro vientos, Santiago de Chile, 1993.

Pitch, Tamar, *Teoría de la desviación social*, Nueva Imagen, México, 1980.

Rogers, Carl, *El camino del ser*, Kairós, Buenos Aires, 1987.

Szasz, Thomas, *El mito de la psicoterapia*, Premiá, México, 1986.

Uriarte, Víctor, *Psicopatología*, 2a. edición, ed. de autor, México, 1997.

Von Krafft-Ebing, Richard, *Psychopathia sexualis*, La máscara, Valencia, 2000.

CAPÍTULO 3

Amor, pareja y erotismo

> El cerebro plenamente humano está integrado
> en un triple amor: centrarse en sí mismo,
> descentrarse en el otro(a) y, por último,
> supercentrarse en algo mayor que los dos.
>
> PIERRE TEILHARD DE CHARDIN (1955)

En este capítulo intentaré hacer algunas aproximaciones conceptuales a los temas de amor, pareja y erotismo. En un primer momento intentaré desglosarlos y en otro, abordaré sus nexos y relaciones recíprocas.

El amor es uno de los cinco sentimientos básicos (hay quienes prefieren llamarlo afectividad amorosa), los otros cuatro son: miedo, alegría, tristeza y enojo. Para recordarlos puede ser útil tener en cuenta la siguiente nemotecnia: MATEA, donde cada letra es la inicial de éstos cinco sentimientos básicos.

Los cinco sentimientos básicos presentan como rasgos comunes algunas bases orgánicas, amplias influencias psicoculturales y ser universales, aunque con diversos matices en su expresión, dependiendo de las personalidad de quien los emite y, sobre todo, las variantes culturales que les caracterizan. Por ejemplo, tanto un mexicano como un danés experimentamos amor, pero es previsible que nuestra forma de expresión varíe radicalmente. En términos generales, es esperable que el mexicano externe su sentimiento amoroso de una manera más ostensible y lúdica. En cambio, la expresión amorosa del danés probablemente sea "seca" y menos evidente. Estereotipos culturales aparte, en la mayoría de los casos resulta cierto que las culturas latinas propician calidez en las relaciones humanas y las nórdicas, cierta frialdad. Esto no nos hace buenos o malos con respecto a otras culturas, sino simplemente distintos.

Por cierto, existen también los falsos sentimientos o sentimientos rebuscados que no son universales, no tienen "pureza" biológica y están más ampliamente condicionados por el aprendizaje social, entre estos *rebusques* o sentimientos combinados mediados por la razón, se cuentan: lástima, odio, desprecio, orgullo, decepción, sarcasmo, ironía, burla, desesperación, etc. Si nos percatamos, estos *rebusques* resultan de la combinación parcial de sentimientos primarios con las ideas o procesos de pensamiento, por lo que pierden su esencia original.

Definir el amor es tarea poco menos que imposible y en general lo han intentado con mejor fortuna los poetas que los sexólogos. Tradicionalmente visto como un proceso afectivo unidimensional, la palabra amor tiene implicaciones corporales y fenoménicas, es decir, referentes orgánicos tanto de sensaciones como de expresiones gestuales y actitudinales. Puede ser resumido —siempre con insuficiencia— en la expresión verbal: "Siento que me eres esencial y que tu felicidad es importante para mí".

Un personaje central en los estudios sobre el amor es Erich Fromm, quien en su obra clásica de 1956, *El arte de amar*, plantea que la persona puede acceder a una forma madura de amor si ha conseguido configurar sólidamente su propia identidad, ya que un requisito de ese amor maduro es la fusión afectiva pero conservando la individualidad.

No obstante, no todos los estudiosos del amor lo han visto como afecto de una sola dimensión, sino compuesto por distintos elementos. Por ejemplo, el psicólogo Robert J. Sternberg, de la Universidad de Yale, observa el amor como un complejo triangular en el que hay tres elementos o vértices: intimidad, pasión y decisión/compromiso. Estos vértices se influyen recíproca y dinámicamente, pueden estar equilibrados o, por el contrario, romper su homeostasis y desbalancearse, hasta incluso desaparecer.

La *intimidad* está compuesta por diez entidades: *1)* ganas de favorecer el bienestar de la persona amada; *2)* goce por compartir o estar junto a esa persona; *3)* respeto por el otro ser; *4)* seguridad de contar con la otra persona en circunstancias de necesidad; *5)* mutua comprensión; *6)* poner a disposición del otro el propio ser y hasta las propias posesiones; *7)* capacidad de recepción de apoyo emocional por el otro ser; *8)* facultad de entrega de apoyo emocional a esa persona; *9)* comunicación profunda con la persona amada y *10)* valoración positiva del otro.

La *pasión* es el componente del triángulo amoroso caracterizado por contener tanto la pasión sexual como la expresión de otros impulsos y necesidades: el requerimiento de autoestima, entrega, pertenencia y sumisión. Entendamos a la pasión, según la visión de Stenberg, como un conjunto de requerimientos primarios que funcionan con base fisiológica y que constituyen "motores de la existencia".

Así, el impulso sexual —deseo erótico—, como la fuerza interior para autoapreciarse, la energía organísmica para "dejarse fluir" en el vínculo amoroso y el anhelo de pertenecer, en el sentido simbólico, al ser amado, son elementos sustantivos de la tríada amorosa. A menudo se observa que aquellas parejas que carecen de pasión caen en lo vacío, tedioso, desmotivante. En cambio, la carga energética que la pasión conlleva, le da vigor, sentido y rumbo al vínculo de la pareja.

El vértice *decisión/compromiso* implica dos aspectos: la convicción inmediata de dar afectividad a la otra persona y la decisión posterior conciente de mantener ese amor.

Sternberg explica que los factores decisivos en el vínculo amoroso consisten en el grado de ajuste que el triángulo real tiene con la idealización que del mismo hace cada miembro de la pareja y, por supuesto, la consistencia que cada vértice del triángulo de la pareja concreta tiene en el mundo real. Entonces, podrán existir desajustes desde pequeños hasta muy grandes entre los miembros de la pareja.

Con base en lo anterior, el amor podría subdividirse en siete tipos básicos:

- Intimidad y pasión, pero no compromiso: *amor romántico*.
- Compromiso y pasión, pero no intimidad: *amor fatuo*.
- Intimidad y compromiso, pero no pasión: *amor sociable*.
- Pasión, pero no intimidad ni compromiso: *encaprichamiento*.
- Compromiso, pero no intimidad ni pasión: *amor vacío*.
- Intimidad, pero no pasión ni compromiso: *cariño*.
- Intimidad, pasión y compromiso: *amor consumado*.

Evidentemente, la carencia de los tres elementos, implica el no-amor.

La teoría de Robert J. Sternberg propone que los miembros de la pareja tendrían que participar activamente en la construcción y reconstrucción de las relaciones afectivas entre ellos. Como dice este autor: "Debemos responsabilizarnos de hacer que nuestras relaciones alcancen su grado óptimo".

Ya sea que le consideremos uni o multidimensional, el amor suele ser el principal motivo para el establecimiento de las relaciones afectivas de pareja. Una pareja, entendida como *dos personas que comparten un vínculo afectivo y tienen un proyecto de vida común*, puede constituirse por diversas razones, pero más frecuentemente, porque antes de la instalación del proceso amoroso, ha existido un *enamoramiento*.

La psicóloga norteamericana Dorothy Tennov ha estudiado, bajo el nombre de *limerence*, este fenómeno, el enamoramiento, que, entre otras características, implica grandes fluctuaciones en el estado anímico de quien está enamorado: aprensión, insomnio, distracción, falta de concentración, etc.; asimismo, alegría, ilusiones, fantasías y una "gozosa pérdida de la razón". Esta suerte de posesión amorosa llega a conducir a la persona a reducir su capacidad laboral o su atención a las actividades académicas, por comentar sólo dos repercusiones.

La propia Tennov asegura que no todos los seres humanos viven el enamoramiento agudo o *limerence*, mientras que otras personas pueden enamorarse una, pocas o muchas veces.

Alegóricamente podría decirse que el enamoramiento es *la enfermedad aguda del amor*. En ella, hay una percepción alterada de conciencia, un auténtico síndrome alucinatorio, en el sentido de que la persona enamorada proyecta en el otro u otra una gran cantidad de mitos, anhelos, fantasías e idealizaciones que sólo parcialmente corresponden a la realidad. La persona enamorada posee un pensamiento intrusivo, es decir, no puede apartar de su mente y de sus sensaciones al ser amado, ese lugar de privilegio no puede ser ocupado por nadie; en efecto, alguien puede amar a diferentes personas, pero estar enamorado implica que sólo haya un titular de ese afecto. El enamorado desea fervientemente reciprocidad y concentra casi la totalidad de su energía psíquica en obtenerla, es presa de sensaciones corporales mediadas por la presencia o ausencia de la persona amada; por ejemplo, melancolía cuando no está y euforia por el simple hecho de verla. Es obvio que la obtención de correspondencia afectiva de la otra persona representa una experiencia sublime para quien está enamorado.

El enamoramiento es fugaz (suele no durar más de tres años) y transitorio, pues puede dar lugar a tres estados diferentes: desaparecer del todo, consolidarse en forma de un amor más estable y no alucinatorio o reiniciar otro ciclo de amor agudo, con la misma o con otra persona.

Respecto del amor romántico, el sociólogo norteamericano John Alan Lee ha postulado seis categorías o tipos diferentes que se podrían presentar, puros o combinando dos o más:

Ágape. Es un amor paciente, bondadoso, sin exigencias y permanente. Es, sin duda, el amor más difícil de encontrar, aunque hay que admitir que su rareza no le quita factibilidad.

Eros. Está basado en una atracción erótica, pasional, de gran fuerza. Parece ser que este tipo de amor es fugaz y transitorio, difícilmente evoluciona hacia un proceso estable.

Ludus. Es un tipo de amor "juguetón" y alegre, en el que existe cierta inconstancia en el vínculo, pero cargado de placer y alegría. En el amor ludus, la pasión es fuerte, no así el compromiso y la intimidad.

Manía. Es un amor delirante, caótico, a menudo insaciable, por la urgente e impostergable necesidad de ser amado. Frecuentemente este tipo de amor tiene éxtasis y agonía, dependiendo tanto del estado anímico como de la necesidad de ser objeto de atención. Cuando esto no se logra, surgen ansiedad o depresión.

Pragma. Es un amor eminentemente práctico y sosegado, pues quien lo posee involucra la racionalidad en el vínculo afectivo. De hecho, el pragmático amoroso elige a su amado a partir de ciertos atributos ideales. Podría evolucionar, si existe reciprocidad, a un estado amoroso más profundo.

Storgo. Es un tipo de amor que parte de la amistad y deviene afectividad sólida, tranquila, comprometida. J.A. Lee opina que este tipo de amor carece de suficiente pasión, pero, en contraste, posee grandes dosis de estabilidad y solidez, lo cual permite sortear los diversos avatares que caracterizan a las relaciones de pareja.

Lee considera que no hay tipos de amor buenos o malos, sino que lo que favorece la relación es la homogeneidad del tipo de amor en ambos miembros de la pareja. Por ejemplo, podría pronosticarse una relación adecuada y duradera en dos personas con amor lúdico o de tipo storgo. Al contrario, el pronóstico no sería favorable si se tratase de una persona con amor maníaco y otra con afectividad del tipo ágape.

Es interesante anotar que este autor afirma que el tipo o estilo amoroso que manejamos en la vida es variable dependiendo de las características, historia de vida y rasgos específicos de la otra persona. En otras palabras, una persona mudaría de estilo amoroso según sus propias experiencias de vida y los rasgos de personalidad del ser humano con el que se relacione en una época determinada.

En mi experiencia como psicoterapeuta, frecuentemente observo consultantes en los que el enamoramiento o amor agudo es simultáneo al noviazgo y a los primeros escarceos eróticos y los otros tres posibles caminos, incluyendo el no-amor, el nuevo enamoramiento y la consolidación amorosa estable, son concomitantes al matrimonio o a la unión consensual (el hecho de vivir juntos sin estar casados).

Si una pareja conyugal continuamente renueva sus ciclos de enamoramiento, siendo éste recíproco, están en situación de privilegio y es posible que esta condición de reciclado les asegure gran estabilidad emocional y afectiva.

Si la pareja de casados ha transformado su enamoramiento en amor, ocurre lo mismo; hay tendencia a la estabilidad en tanto ese proceso amoroso esté actualizado.

En cambio, si la pareja consensual o conyugal ni tiene enamoramientos reciclados ni se ama, lo previsible es que "truene", independientemente de que sigan manteniendo formalmente la unión. ¡Cuántas parejas conyugales celebran sus bodas de oro o de diamante, en una relación de permanente pugna, viviendo "como perros y gatos"!

Para ilustrar la situación de la conyugalidad, tomaremos como supuesto el que una pareja ha evolucionado del enamoramiento al amor y ahora están casados.

Es común observar que si el amor estable es continuamente alimentado y retroalimentado, expresado, traducido en actitudes concretas –es decir, aquello que se ha dado en llamar la *actualización del amor*–, esa pareja podrá enfrentar los conflictos siempre presentes en casi todas las parejas, con mucha mejor fortuna que cuando no hay la mencionada actualización.

Sin embargo, ¿por qué parejas que se aman o creen amarse desarrollan tantos problemas que les llevan, si no siempre a la separación, sí a menudo a conflictos lacerantes y demoledores para la personalidad y la convivencia? ¿Por qué parejas que no se aman o creen no amarse son capaces de llevar una relación armónica, funcional y constructiva en las tres áreas que conforman al vínculo de pareja: afectividad, convivencia y erotismo?

Es aquí donde merece la pena referirse a la interesante teoría del *amor como apego*, cuyos autores son P. Shaver, C. Hazan y D. Bradshaw, quienes equiparan el amor a los lazos de dependencia que se establecen, por ejemplo, entre un niño y su madre. En ambas relaciones, el amor de pareja y la vinculación madre-hijo, existiría confianza en que la persona amada dará satisfacción a las necesidades básicas tanto afectivas como de seguridad. No obstante, no siempre este esquema es ideal, ya que elementos disruptores como el temor al rechazo, el miedo ante la posible separación y otros, podrían perjudicar sensiblemente el binomio amoroso. Otros rasgos comunes a la relación de pareja y de madre-hijo serían la estrecha relación entre ambos miembros del binomio y una intensa comunicación metaverbal, esta última referida a la comunicación íntima que no requiere de palabras.

De acuerdo con la teoría del amor como apego, habría que considerar las relaciones amorosas de pareja como un vínculo nutricio cuya privación o insuficiencia e incluso el miedo a ese déficit, crean problemas, por ejemplo angustia o evitación. En efecto, se ha visto que si mamá no hace caso del llanto de su bebé, éste desarrollará ansiedad, y que si no le prodiga apapachos y caricias, el niño reaccionará evadiendo ese contacto cuando ella lo busque.

Habría una tipología de las parejas, siempre de acuerdo con esta teoría del apego, en tres formas distintas: vínculos amorosos en que los amantes son *seguros*, pues no se angustian por el abandono o por el exceso de intimidad; *evasivos*, que son aquellos que desarrollan sensaciones de inadecuación ante la proximidad emocional y que son esencialmente desconfiados de la otra persona. La tercera clase sería la de los amantes *ansiosos/ambivalentes*, que son aquellos que tienen tal inseguridad en su relación que se la pasan preocupados por una supuesta falta de amor de la otra persona. Estos seres ansiosos suelen ser muy posesivos e incluso dominantes.

Evidentemente, las relaciones de pareja conflictivas no se presentarían cuando ambos amantes son seguros y sí cuando alguno de ellos es evasivo o ansioso/ambivalente.

Independientemente de teorías, lo cierto es que en la vida concreta de diversas parejas, lo verdaderamente trascendente se relaciona con la obtención de un relativo equilibrio en las tres áreas ya citadas: afectividad, convivencia y erotismo, que examinaremos en seguida.

Afectividad

La existencia y manifestación de la afectividad en las parejas resulta esencial para su establecimiento y desarrollo; es la piedra angular que le da sustento.

Los sentimientos, particularmente el amor, son complejos, fáciles de identificar cuando se experimentan, pero difíciles de expresar en palabras concretas. Dos seres humanos que se aman tendrían que hacerlo explícito con palabras, actitudes y acciones específicas, tangibles.

Nunca ha bastado lo declarativo para comunicar la afectividad; en cambio, si hay incongruencia entre las palabras y los actos, queda claro que la supuesta afectividad no existe o se ha reducido. Por ello, no es menester pronunciar la fatídica frase "ya no te amo", para que ello sea intuido por quien ya no es amado.

En las parejas estables, señaladamente en las conyugales, la pasión desbordante del cortejo o el noviazgo, frecuentemente es sustituida por un sentimiento reposado que no se expresa con la misma vehemencia. Además, la conyugalidad suele devenir tedio, rutina: se nos "olvida" recordar que amamos a la pareja, lo damos por obvio, como ya no estamos afanados en la conquista, nos sentimos seguros de lo logrado y evitamos, consciente o inconscientemente, la expresión de los afectos. Pocas cosas son tan perniciosas en la relación de pareja como dicha evitación. Por la razón mencionada, los terapeutas de pareja suelen prescribir la expresión de los afectos por todos los medios posibles y siempre que sea genuina. Nunca será ocioso externarle a la persona amada los afectos que experimentamos por ella. Del mismo modo, siempre será útil dirimir los conflictos e inconformidades de manera oportuna y clara. Para ello, se emplea la *comunicación asertiva*; ésta consiste en identificar las necesidades personales y expresarlas de un modo claro, preciso, propositivo y sin agresión. Implica comunicar ideas, sensaciones y sentimientos, saber decir sí, decir no o posponer una decisión. Pongamos como ejemplo de una comunicación asertiva, el manejo de los celos. Sin asertividad, un hombre o mujer celosa recurriría al reclamo indirecto, a la ironía o a la franca agresión hacia el otro miembro de la pareja; es decir, lo estaría culpando de lo que experimenta la celosa o el celoso. Muy por el contrario, con asertividad, esa mujer o ese hombre lo expresaría sin reclamos o sarcasmos, exento de agresión y atribuyéndose la propia responsabilidad de lo que experimenta: "Quiero decirte que con lo que sucedió el día de hoy me siento celoso". Como se nota en esta expresión, la responsabilización de quien la asume es absoluta y daría pie a un diálogo fecundo, sin pleitos ni mensajes cifrados. El lenguaje asertivo es útil, por supuesto, ante cualquier contacto con necesidades personales, sean éstas positivas o adversas.

    Por último, parece ser que la afectividad amorosa en las parejas conyugales no es una condición permanente o de tiempo completo; es decir, existe un proceso contacto-retiro. No es que haya alternancia de amor y no amor, sino que el contacto con el sentimiento y por ende con sus posibilidades de expresión tiene vigencia y pausa. En esta última, que es una especie de receso amoroso, se pueden mantener nexos de gran intimidad con la otra persona; en la primera, de plena presencia del sentimiento amoroso, lo ideal sería que no se escatimase su expresión. La mayor parte de los seres humanos necesitamos sentir, percibir y escuchar que somos amados.

Convivencia

Compartir la vida o buena parte de ella con otra persona, especialmente si se le ama, tiene múltiples implicaciones que configuran un estilo particular de relación. Este estilo puede ser favorecedor o entorpecedor del vínculo de pareja.

Quienes hemos facilitado procesos de terapia de pareja, podemos acreditar el hecho de que una convivencia negativa da al traste con el mejor vínculo posible. En cambio, un estilo convivencial adecuado es susceptible de mantener una buena relación de pareja e incluso de potenciar o mejorar una no tan buena; me explico: una pareja podría no amarse intensamente pero sí tener una relación constructiva y funcional, con la suficiente afectividad para estar y desarrollarse juntos.

Los elementos principales de la convivencia se derivan de la respuesta a la pregunta "¿cómo nos llevamos cotidianamente en esta relación?", esto es: respeto, comunicación, confianza e intimidad. Esta última se refiere a "lo más profundo" (del latín *intimus*). Una definición aproximada de intimidad sería: "La circunstancia en la que una pareja se prodiga mutuamente sentimientos, pensamientos y acciones".

Erotismo

A lo largo de la historia, múltiples autores han intentado definir con distinta fortuna, el erotismo. La tarea es por cierto harto difícil, pues estamos en presencia de un fenómeno complejo, individualizado y cargado tanto de elementos objetivos como de una gran subjetividad.

Por ejemplo, Georges Bataille concibe el erotismo como "la aprobación de la vida hasta en la muerte" y así lo explica: "En efecto, aunque la actividad erótica sea en primer lugar una exuberancia de la vida, el objeto de esa búsqueda psicológica independiente del ansia por la reproducción de la vida, no es extraña a la muerte". Y continúa: "La reflexión que introduzco se relaciona con la vida de la manera más íntima, con la actividad sexual, considerada esta vez a la luz de la reproducción... dije que la reproducción se oponía al erotismo, pero, si es verdad que el erotismo se define por la independencia del disfrute erótico y de la reproducción como fin, el sentido fundamental de la reproducción no es menos la clave del erotismo". Y, finalmente, Bataille agrega: "Cada ser es distinto de todos los demás. Su nacimiento, su muerte y los acontecimientos de su vida pueden tener para los demás un interés, pero sólo él está interesado directamente. Sólo él nace. Sólo él muere. Entre un ser y otro, hay un abismo, una discontinuidad... No puedo evocar este abismo que nos separa sin tener en seguida la sensación de una mentira. Este abismo es profundo, no veo la manera de suprimirlo. Sólo podemos juntos y en común, sentir el vértigo de este abismo. Puede fascinarnos. Este abismo, en cierto sentido, es la muerte y la muerte es vertiginosa, es fascinante".

Siguiendo a Bataille, no suena absurdo sino congruente, escuchar a alguien referirse a la experiencia del orgasmo como "la muerte chiquita", como también resulta explicable que en la exaltación de un intercurso sexual se emitan gemidos que al propio tiempo son de dolor y de placer e incluso desgarradores gritos en el momento de la máxima sensación de placer sexual como "¡me muero!"

Octavio Paz señala que cuando la sexualidad se socializa y se transforma por la relación humana y la fantasía, estamos en presencia del erotismo; así, el vínculo erótico, dice Paz, se produce con una persona concreta, pero a medida que el erotismo adquiere intensidad e importancia, sobre todo en la resolución de la tensión orgásmica, la presencia de la otra persona desaparece, dando lugar a un complejo entramado de fantasías, sensaciones y relaciones personales.

Rafael Manrique considera que "el erotismo es una acción de sexo y cuerpo, pero son ya un sexo y un cuerpo vividos en el orden social. Sexo y cuerpo no son fenómenos culturales, pero en los humanos no tienen existencia más que entremezclados en eso que llamamos erotismo, que ya es un fenómeno cultural variable de unas sociedades a otras. Sexo y cuerpo no existen ya más que como producto cultural. Desde el momento en que el erotismo es fenómeno cultural, se convierte en imaginativo, cambiante, no finalista y, no lo olvidemos, explotable".

El adjetivo *erótico* proviene del latín eroticus, el cual a su vez deriva del griego *erotikós* o Eros, deidad griega del amor, quien fue hijo de Afrodita y que es conocido como Cupido en la mitología latina. Según Freud, Eros es la pulsión de vida y de autoconservación, opuesta a Tanatos, la pulsión de muerte, de destrucción y de tendencias agresivas. Eros encuentra su expresión en la libido.

No obstante, hay quienes ven, con un sentido psicológico, a lo erótico como lo subjetivo, ideal y configurativo del amor, en contraposición a lo sexual, que sería lo material, físico y pasional.

Conceptos, etimologías y opiniones aparte, se hace necesario proponer una definición operacional, esto es, práctica, sencilla y aplicable a la solución de problemas. Por ello, líneas abajo ofrezco una, relativamente consensuada entre los sexólogos, que aunque queda empobrecida frente a las consideraciones filosóficas y poéticas, posee en cambio la llaneza y pragmatismo a los que antes aludí.

El erotismo es un fenómeno eminentemente humano, pues no se conoce que las especies animales no humanas generen y compartan erotismo, sino simplemente actividad copulatoria con fines de reproducción de la especie.

El erotismo es la potencialidad personal de producir y comunicar una forma especial de placer: deseo, excitación y orgasmo. Incluye los fenómenos mentales (ideaciones, fantasías, recuerdos) asociados a dicho placer. Esta potencialidad erótica puede o no incluir reproductividad y a partir del advenimiento de los anticonceptivos, se ha favorecido un privilegio del placer sobre la facultad reproductiva. Cabe anotar, además, que a diferencia de las llamadas especies animales "inferiores", donde las hembras son sexualmente cíclicas, las mujeres no, pues lo único cíclico en ellas son los períodos menstruales y, por ende, su potencialidad reproductiva. Dicho de manera simple: las mujeres, igual que los hombres, están en disposición de erotizarse de manera continua (aunque no permanente), pues en general no se requieren determinados niveles hormonales ni épocas de celo o de apareamiento, ya que los seres humanos propenden al placer y no suelen efectuar el coito con fines preponderantemente reproductivos, más aún, muchos hombres y mujeres que efectúan el coito toman medidas preventivas para evitar embarazos no deseados.

El erotismo tiene bases fisiológicas y psicológicas y se le puede estudiar cognitivamente a partir de la llamada *curva de la respuesta sexual humana*, misma que será revisada en el capítulo cuatro.

Amor sin erotismo y erotismo sin amor

El erotismo no es necesariamente consustancial al amor, es más, pueden ambos presentarse separados.

Algunas parejas se dispensan afectividades intensas y no existe la vinculación erótica: es bien conocido el hecho de que hay relaciones de pareja incluso muy prolongadas en las que lo que se comparte gran amor y sin embargo no es esencial tener relaciones sexuales; o bien, si las tienen, no se caracterizan por su gran intensidad ni por ser fuentes generadoras de placer. Más allá de la frase común "el sexo no es tan importante", estas parejas en las que el contacto erótico está atenuado o brilla por su ausencia, comparten anhelos, ternura, respeto, admiración y se prodigan una gran afectividad que une a sus integrantes íntima, pero no eróticamente. No hay nada reprochable en ello; de hecho, hay placeres no eróticos que le proporcionan al individuo un gran bienestar, aunque no exista deseo, excitación y orgasmo.

También está bien documentada la circunstancia, frecuente por cierto, de dos personas que no se aman y que sin embargo hacen generar entre sí una gran pasión erótica significada por la intensidad de las ganas, la excitación y el acceso al placer que representa la liberación de la tensión anterior al orgasmo. Aquí participan elementos relacionados con la llamada "química sexual", factor que será abordado también en el capítulo cuatro. Por cierto, poco es lo elucidado y mucho lo misterioso en torno al torrente de emociones y de impulsos intensos que caracterizan a la atracción erótica aguda. No obstante, mucha gente declara en las historias clínicas sexuales, frases como: "La atracción sexual que sentí por esa persona fue intensa, irresistible e inexplicable".

Claro está que el amor y el erotismo pueden ser coincidentes, incluso pareciera ser que la suma de ambos potencia los efectos de cada factor. Una persona que ama a otra suele ver incrementado su propio placer en la entrega erótica; así mismo, la afectividad amorosa suele exacerbarse cuando hay riqueza en la vinculación erótica.

Me parece importante que hombres y mujeres aprendamos a disociar los fenómenos del amor y el erotismo; dicho de otra manera, que sepamos y entendamos que pueden presentarse juntos o separados. De esta manera, podremos discernir con facilidad el caudal de intensas sensaciones que en ambos se presentan. También, con esa diferenciación, podremos elegir sin complicaciones el tipo de relación en el que nos involucramos, pues a menudo la confusión que suele imbricar amor y erotismo, nos podría llevar a serios problemas y, según la frase común, "sentir roto el corazón" ante las decepciones.

Bibliografía

Asensio Cerver, Francisco (editor), *La vida sexual*, Könemann, Roma, 2000.
Bataille, Georges, *El erotismo*, TusQuets, Barcelona, 1992.
Colton, Helen, *El amor después de la revolución sexual*, Pax México, México, 1975.
Fullat, Octavi, *La sexualidad: carne y amor. Ensayo de antropología sexual*, 5a. edición, Nova Terra, Barcelona, 1976.
Manrique, Rafael, *Sexo, erotismo y amor. Complejidad y libertad en la relación amorosa*, Ediciones Libertarias/Prodhufi, Madrid, 1996.
Masters, William; Virginia Johnson y Robert Kolodny, *Eros. Los mundos de la sexualidad*, Grijalbo Mondadori, 1996.
—— *El vínculo del placer*, Grijalbo, México, 1997.
Paz, Octavio, *La llama doble. Erotismo y amor*, Seix Barral, Barcelona, 1993.
Schofield, Michael, *El comportamiento sexual de los adultos*, Fontanella, Barcelona, 1977.
Sternberg, Robert, *El triángulo del amor*, Paidós, Barcelona, 1989.
Teilhard de Chardin, Pierre, *Le phenoméne humain*, Sevil, París, 1955.
Tordjman Gilbert, *La violencia, el sexo y el amor*, Gedisa, Barcelona, 1981.

CAPÍTULO 4

Erotismo y respuesta sexual humana

Buscando la respuesta

En el interesante y bien documentado texto de E.M. Brecher, *Investigadores del sexo* (Grijalbo, 1973), se da pormenorizada cuenta de algunos de los intentos por concretar y sistematizar el complejo fenómeno del erotismo para llevarlo a una comprensión didáctica, basada en modelos de respuesta. También Fuertes Martín y López Sánchez, en su libro *Aproximaciones al estudio de la sexualidad* (1997), y J.G. Beck con R.C. Rosen en su obra *Patterns of Sexual Arousal* (1988), contribuyen a esta indagación que nos permite descubrir la historia del estudio de la repuesta sexual humana.

Así, F. Roubaud, en su libro *Tratado de la impotencia y la esterilidad en el hombre y en la mujer* (1855), hace una descripción clínica del intercurso sexual, la que constituye una de las primeras observaciones científicas intencionadas del erotismo durante el coito.

J.R. Beck publicó en 1872 la observación realizada de las contracciones que el cuello uterino experimentaba durante un orgasmo.

El gran sexólogo inglés Havellock Ellis, propone un modelo de dos fases para explicar la respuesta sexual humana: tumescencia y detumescencia, para aludir a la respuesta sexual en ambos sexos.

En el libro de Van de Velde, *Matrimonio ideal*, publicado en 1926, se realiza la descripción de los movimientos uterinos durante el orgasmo, en una mujer que se había masturbado.

Wilhelm Reich en su obra *La función del orgasmo* (1927), plantea un modelo bifásico: la fase de control voluntario de la excitación, en la que ésta aumenta para dar lugar a la erección en el hombre y la lubricación vaginal en la mujer; seguida de la fase de contracciones musculares involuntarias, en la que la excitación se agolpa en los órganos sexuales pélvicos, aparecen contracciones involuntarias y se llega al acmé, en el cual la excitación va de los órganos pélvicos hacia todo el cuerpo; hay asimismo una pérdida parcial de la conciencia y después, sobreviene la relajación.

El terapeuta gestáltico Jack Lee Rosemberg elaboró más recientemente (1973) un diagrama basado en las apreciaciones de Reich y que emplea como sustrato de sus intervenciones terapéuticas; dicho diagrama consiste en cuatro partes que representan un flujo continuo: I, excitación; II, carga (continuación de la excitación); III, arrebato y descarga (reflejo orgásmico) y IV, recuperación.

El diagrama de Rosemberg, se ilustra de la siguiente manera:

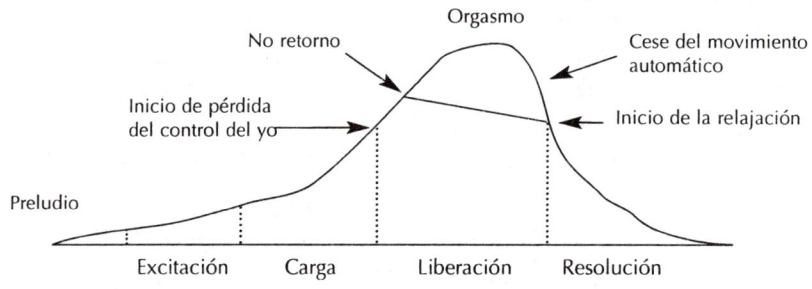

Diagrama de Rosemberg basado en la teoría del orgasmo de W. Reich.

Goldsmidt y Boas efectuaron en 1932 la medición del ritmo cardíaco en una pareja heterosexual al tener relaciones coitales.

En el *Atlas de anatomía sexual*, R. L. Dickinson (1933) detalla cómo pudo apreciar las modificaciones producidas en el cuello uterino y la vagina durante una relación sexual. Para ello, este ginecólogo norteamericano empleó un rudimentario endoscopio. Por cierto, fue este médico quien popularizó el empleo de los vibradores eléctricos para tratar a las mujeres sin orgasmo.

Uno de los estudios pioneros en el registro de constantes vitales y cambios fisiológicos durante el placer sexual, fue el de Klumbies y Kleinsborg, quienes en 1950 midieron la tensión arterial y aplicaron un electromiógrafo a una mujer que, para erotizarse, desarrollaba simplemente sus fantasías.

Mosovich y Tallafero logran, en 1954, obtener electroencefalogramas de hombres y mujeres voluntarios mientras accedían al orgasmo.

Al publicar en 1966 su libro *Respuesta sexual humana*, William Masters y Virginia Johnson no sólo marcan un acontecimiento notable en la historia de la sexología, sino que sorprenden al mundo científico, empleando una metodología sofisticada que incluye el minucioso registro de las relaciones sexuales de 694 personas. De éstas, 382 fueron mujeres con rangos de edad de 18 a 78 años, y 312 fueron varones entre los 21 y 89 años.

Masters y Johnson, en su impresionante estudio clínico, registraron y sistematizaron 10 mil ciclos de respuesta sexual mediante diversos métodos que abarcaron mediciones fisiológicas, constantes eléctricas y filmaciones cinematográficas, además del empleo de fuentes de luz y cámaras de cine en el interior de la pelvis. Estos autores establecen que la respuesta sexual humana está compuesta por cuatro fases nítidamente diferenciadas: excitación, meseta, orgasmo y resolución.

La clásica curva postulada por Johnson y Masters queda gráficamente expresada de la siguiente manera:

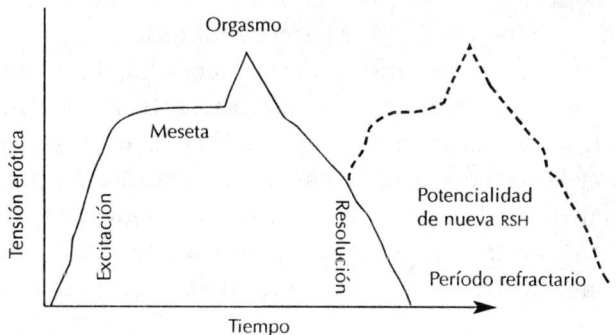

Versión de RSH, basada en el modelo de Masters y Johnson (1966).

En 1974, Helen Kaplan plantea en su libro *La nueva terapia sexual*, que la respuesta sexual sólo dispone de dos fases: una reacción vasocongestiva y otra muscular, mediante contracciones reflejas. El aporte de Kaplan estriba en afirmar que no se trata de fenómenos sucesivos, sino que la vasocongestión y la mioclonia son relativamente independientes y pueden ser simultáneos.

En 1979, en *Trastornos del deseo sexual*, Kaplan reformula su propuesta al plantear un modelo trifásico en el que agrega la fase del deseo. Así, cada una de las tres fases: deseo, vasocongestión y mioclonia, disponen de autonomía relativa.

John Bancroft, en su trabajo *Human Sexuality and It's Problems* (1983), bosqueja una respuesta sexual constituida por cuatro dimensiones: impulso o apetito sexual; activación del sistema nervioso central; respuesta de los órganos sexuales pélvicos y excitación periférica.

D. M. Schnarch en su texto *Constructing the Sexual Crucible* (1991) pretende enmendar la plana a sus antecesores y propone lo que denomina un modelo tridimensional del deseo y la respuesta sexual. Uno de sus planteamientos centrales consiste en que el deseo no es una fase anterior a la excitación y al orgasmo, sino que de hecho se presenta en todo el ciclo de la respuesta sexual. Comenta Schnarch que en realidad una persona con escaso deseo sexual podría excitarse y tener un orgasmo y otra persona con un deseo sexual intenso podría no excitarse ni tener orgasmo; es decir, afirma que la respuesta sexual no está compuesta por fases progresivas o in crescendo, sino que ni el deseo es necesariamente previo a las siguientes fases, ni se trata por fuerza de fenómenos continuados. Es pues, el de Schnarch, un modelo multidimensional, a diferencia del de Masters y Johnson.

Como ya se dijo, el erotismo es la potencialidad humana de crear deseo, excitación y orgasmo (elementos que si bien podrían estar presentes los tres, son independientes entre sí), e incluye las percepciones sensoriales y las elaboraciones mentales en torno a estos procesos. Antes de sistematizar el erotismo en el marco del esquema conceptual denominado *respuesta sexual humana*, merece la pena hacer una breve revisión de uno de los modos de obtención del placer erótico: el autoerotismo.

Masturbación

En rigor, el concepto de autoerotismo es más amplio que el de masturbación: en tanto que el primero se refiere a la estimulación sensorial del propio cuerpo con vistas a la generación de placer sexual, obviamente excluyendo la práctica coital, el segundo alude a un estímulo directo con el objeto de suscitar excitación y orgasmo. Este estímulo específico las más de las veces se realiza con la mano de la propia persona sobre los órganos sexuales externos pélvicos, es decir, la vulva (ver esquema) o el pene.

Sin embargo, para fines prácticos basta con aceptar que la masturbación está contenida en el autoerotismo; en este escrito habremos de considerar estos términos como sinónimos.

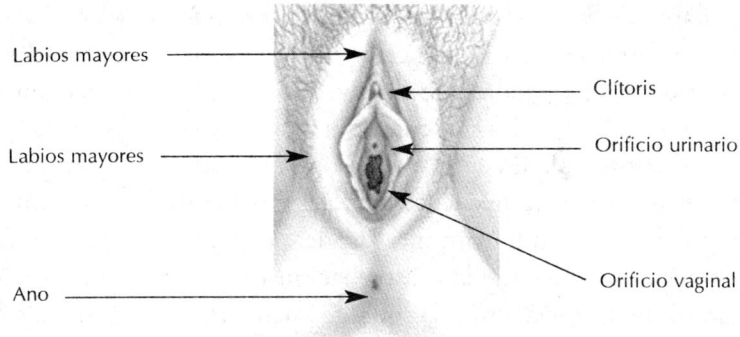

Representación esquemática de la vulva.

La palabra masturbación procede de la alocución latina *masturbatio*, que en traducción libre significaría "corromperse a sí mismo". Otra versión sobre la etimología del término señala que proviene de la expresión *manu strupare*, que significaría "corromper con la mano".

Algunos sinónimos reconocidos de masturbación, son: *ipsismo*, *manuxoración* (por el hombre), *maritación* (por la mujer), y *triborgasmia*; son consideradas palabras semejantes: *manustrupación* y *autopolución*. Incorrectamente considerada como sinónimo de masturbación, la palabra *onanismo* en realidad se refiere a la eyaculación interrumpida y viene, sin duda, de la referencia bíblica (Génesis, 38:8) alusiva a la Ley del Levirato, que obligaba al cuñado a fecundar a la viuda de su hermano; mas Onán se resistió a ello, "saliéndose" y derramando la simiente: "Y Judá dijo a Onán: entra a la mujer de tu hermano, despósate con ella y aumenta su descendencia. Y sabiendo Onán que la simiente no había de ser suya, cuando entraba a la mujer de su hermano, por no darle descendencia, vertía la simiente en tierra. Desagradó a Jehová lo que hacía y le quitó la vida".

El acto de masturbarse tiene fines de divertimento, excitación u orgasmo, o bien todos y cada uno de ellos; es decir, habrá personas que lleguen hasta el orgasmo y eyaculación, otras que les baste con excitarse y algunas más en las que la práctica simplemente implique una exploración divertida, aun sin excitación ni orgasmo. En la mayoría de los casos, la pretensión es que la persona se acaricie a sí misma para la obtención de placer erótico; frecuentemente esta caricia a sí mismo se aplica a los órganos sexuales pélvicos, lo cual no quiere decir que, por ejemplo, una mujer no pueda obtener placer erótico acariciándose los pezones o que un hombre no lo haga tocándose el esfínter anal.

Se habla de *masturbación asistida* (con excusas por el barbarismo) cuando es otra persona la que efectúa la estimulación sobre el sujeto receptor de placer, igualmente excluyendo la realización del coito.

En mi práctica clínica son comunes las consultas de hombres y mujeres de distintas edades en relación con la masturbación, ya que a pesar de ser una práctica frecuente, implica muchas dudas y sentimientos de culpa. Siguen siendo comunes las ideas erróneas sobre las supuestas afecciones a la salud que la masturbación causa: "Si te masturbas, se afectan tu inteligencia y tu memoria, te salen barros y espinillas, se agota tu reserva de espermatozoides, se altera tu sistema nervioso y aun tu salud mental". Algunas nociones absurdas sobre los efectos perniciosos de la masturbación por fortuna han quedado atrás: "Se te seca la médula espinal, te quedas ciego, enloqueces, se te acaba la virilidad (en el caso de los hombres), o te vuelves puta (en el caso de las mujeres)".

En el mundo occidental, desde principios del siglo XVIII y hasta épocas recientes, se establecieron como realidades una gran cantidad de falsos mitos, algunos promovidos por la ciencia médica de aquel entonces, la religión católica y los eternos "defensores" de la moral y las buenas costumbres, que tendían en su conjunto a satanizar y patologizar (atribuirle enfermedad) a la práctica masturbatoria. En general se le veía como un vicio o perturbación enfermiza perpetrado por sujetos viles o enfermos mentales. Los moralistas religiosos atacaban a la masturbación porque ésta procura el placer y no supone reproducción biológica. Otros conservadores, los victorianos, creían que la oposición a las prácticas autoeróticas era una medida de salud pública: los médicos de aquel entonces esgrimían un mito elevado a la categoría de ciencia consistente en que la pérdida de la energía contenida en el semen se relacionaba con múltiples enfermedades y era prácticamente lo mismo que la castración.

Ambas posturas retardatarias originaron la creación de todo tipo de instrumentos y de prácticas tendientes a suprimir la masturbación en niños y jóvenes que hoy formarían parte de cualquier museo del horror o verdaderos catálogos de procedimientos de tortura.

Por fortuna, aquellas viejas consignas y falacias que condenaban a la masturbación, han caído por su propio peso. Han sido derribados científicamente los falsos mitos que veían a la masturbación como una fuente de daño a la salud; subsisten por desgracia en algunos sectores minoritarios de la población, especialmente en el ignorante clero católico, ideas que asocian el autoerotismo con un instrumento de Satanás.

La práctica médica, la investigación científica moderna y los datos objetivos que emanan de múltiples historias de vida, muestran claramente la inexistencia de cualquier daño a la salud de estirpe física o mental. Parece ser que la enorme serie de patrañas respecto de los efectos nocivos que la masturbación tendría sobre la integridad física y emocional de quienes la practican, simplemente corresponde a inventos conservadores y oscurantistas, muchos de ellos de cuño religioso que, merced a la ausencia de conocimientos científicos sobre estos temas y a la insuficiente educación sexual del grueso de la población, siguen causando estragos culpígenos y de miedo en la población.

A propósito de la culpa, es ésta la única consecuencia negativa producida no por la masturbación *per se*, sino por los mensajes aversivos hacia la sexualidad que continuamente emiten madres y padres de familia, maestros y ministros religiosos.

La masturbación posee una gran cantidad de bondades y ventajas para la salud general y sexual, entre las que menciono las siguientes: forma parte del natural desarrollo psicosexual de las personas, entrena y educa a los seres humanos en la percepción de sensaciones placenteras que le permite conocer e identificar no sólo su cuerpo sino también su sensorialidad; prepara a mujeres y hombres para las relaciones eróticas en pareja, favorece un ambiente de seguridad y confianza en la experimentación de placer, coadyuva a prevenir disfunciones sexuales (alteraciones negativas del erotismo) como la anorgasmia femenina, forma parte de una serie de procedimientos de terapia sexual para la corrección de dichas disfunciones y, en las personas que la practican sin vergüenza ni culpa, incrementa su bienestar y autoestima.

Pese a la desmitificación antes referida, todavía es frecuente que los consultantes de los servicios de sexología clínica, los asistentes a cursos y talleres de educación sexual y los oyentes de programas de radio y televisión que abordan temas sexuales, formulen todo tipo de preguntas sobre la normalidad o anormalidad del autoerotismo, la frecuencia aceptable de la misma y si su práctica corresponde, cuando es "exagerada", a un tipo de sexo-adicción.

En primer lugar, el empleo de términos como "normal" o "anormal" es improcedente si se le usa como un juicio de valor. Si en cambio los utilizamos como índices de distribución de frecuencia, habría que afirmar que la práctica masturbatoria es muy frecuente en los diferentes grupos de edad y en ambos géneros, si bien es cierto que son los hombres los que recurren más a ella, probablemente por la mayor permisividad social que los varones tienen para el ejercicio erótico. Muchas personas, mujeres y hombres, con o sin pareja estable, se masturban. De esa forma, no sólo es válido sino deseable para la salud sexual que las personas disfruten de este modo de placer, tengan o no relaciones eróticas con otra persona, pues son placeres *distintos* la masturbación y la erotización compartida con una pareja; dicho de otro modo: no son gustos antagónicos o complementarios, sino más bien independientes, ya que ambos forman parte del extenso abanico de posibilidades eróticas que la persona tiene.

En ningún caso la masturbación es un vicio ni una enfermedad, tampoco es una sexo-adicción. Verla así, en palabras del gran sexólogo John Money, sería como si considerásemos que una persona alcohólica fuese adicta ¡no al alcohol, sino a la sed!, es decir, *nadie puede desarrollar una adicción a la sexualidad o al erotismo*, si bien es cierto que puede haber y de hecho hay prácticas obsesivo-compulsivas que reiteran, sin placer y con ansiedad, las acciones masturbatorias. La comunicadora mexicana Patricia Kelly ha dicho al respecto (1999): "La masturbación se puede realizar cuantas veces se desee, siempre y cuando no limite los vínculos y las actividades cotidianas... si una persona tiende a disminuir o cancela todas sus actividades y se aísla del mundo para masturbarse, será válido hablar de una conducta patológica que requiere ayuda profesional".

La masturbación, a diferencia del deseo, tiene que aprenderse pues no es instintiva. Aunque en ocasiones su práctica es producto de un hallazgo y se puede expresar de muy distintas maneras, independientemente de la edad de quien la practique. Vale entonces hablar de diferentes métodos y técnicas de masturbación:

1. Acariciarse los órganos sexuales (pene, vulva) o *cualquier otra área del cuerpo* con las manos, a distintas velocidades.
2. Frotarse el cuerpo o zonas específicas del mismo, sobre una superficie dura (como una arista de la pared) o blanda (como un almohada o colchón).
3. Acariciarse el cuerpo total o segmentariamente con aditamentos: plumas de ave, toallas, telas, frutos, juguetes sexuales (condones, dildos o falos artificiales, etc.), artículos ex profeso.
4. Estimulación anal con dildos u otros objetos.

5. Inserción en la cavidad vaginal de bolas "ben-wa" (aditamentos móviles que al chocar y vibrar, producen estimulación local).
6. Empleo de vibradores eléctricos o mecánicos sobre la superficie del cuerpo o dentro de las cavidades.
7. Instilación o suave regado de agua u otros líquidos sobre el cuerpo o zonas específicas del mismo.
8. Estimulación local de la uretra (por ejemplo, utilizando un hisopo).
9. Masturbación "quieta": la persona fantasea libremente con imágenes sugerentes de erotismo, permitiendo que un estímulo exterior (chorro de agua, aire generado por un ventilador, etc.) circule por su cuerpo.
10. Masturbación "sin contacto": la persona tiene fantasías eróticas y efectúa suaves y enérgicos movimientos de la pelvis.

Un breve comentario sobre la frecuencia conveniente de la masturbación en una persona: no hay reglas ni cánones establecidos sobre un parámetro generalizable; en otras palabras, la elección sobre el número y frecuencia de los contactos autoeróticos debieran ser establecidos por cada persona de acuerdo con sus muy particulares necesidades.

Es necesario tener presente que la masturbación no es un acto público, sino un evento privado que sólo tiene un ejecutante y que podría, eventualmente, ser compartido por otra u otras personas siempre y cuando exista libre voluntad en los observadores.

Cierro esta sección con una cita de la sexóloga mexicana Selma González Serratos (1994): "El autoerotismo es un medio excelente para ponerse en contacto con uno mismo, proporcionándose placer y con ello respeto por el propio cuerpo; cuando le permitimos a éste que se exprese en la intimidad de un ambiente propicio, seguro, cálido, sin exigencias ni apresuramientos; con la libertad y creatividad de la energía puesta al servicio del amor y el gozo".

"Química sexual"

Un aspecto de especial interés en el funcionamiento sexual es la influencia hormonal y química sobre los comportamientos eróticos. Esta influencia ha sido a veces exagerada y en ocasiones minimizada. Tiene sentido entonces elucidar algunos aspectos mitificados por el gran público, así como reconocer que diversas facetas de la llamada "química sexual" siguen siendo misteriosas.

El aroma humano se genera en las glándulas de secreción externa o apócrinas, ampliamente distribuidas en los bebés, pero generalmente limitadas en los adultos a regiones específicas, con predominio en pezones, axilas, región anal y en los órganos sexuales externos.

El sudor aparentemente es un buen vehículo para liberar feromonas y andrógenos del tipo androsterona y androsterol, cuyo papel será revisado líneas adelante. Las feromonas podrían comunicarse por medio de los besos.

La atracción erótica da lugar a manifestaciones físicas como resequedad bucal, aceleración del latido cardíaco, sudoración de manos y espasmos viscerales. Todo ello es por la acción de la adrenalina y la noradrenalina, que son secretadas por las glándulas suprarrenales y el sistema nervioso central y que actúan en distintas regiones del organismo.

El sistema límbico del cerebro y particularmente una de sus estructuras más importantes, el hipotálamo, regulan centralmente la conducta erótica; ésta está parcialmente modulada por un sistema activador mediado por la dopamina y un sistema inhibidor, regulado por la serotonina.

Cuando una persona es presa del arrebato emocional propio tanto de la pasión erótica como del enamoramiento, su cerebro es invadido por diversos componentes químicos estimulantes como la feniletilamina, la dopamina, la adrenalina y la noradrenalina, así como por otras sustancias que con las anteriores constituyen el elemento de arranque de dicha pasión. En un segundo momento, se secretan las sustancias conocidas como opiáceos naturales, como las endorfinas, químicos mediadores de sensaciones de euforia y bienestar.

Distintas investigaciones destacan el hecho de que la fuente primigenia de los anteriores vendavales bioquímicos pueden ser las llamadas feromonas, sustancias presentes en distintas partes de la piel y en los órganos sexuales externos.

Las feromonas son sustancias (esto ha sido demostrado en animales no humanos) sensorialmente captadas por una capa nerviosa ubicada en el órgano vomeronasal, situado en la nariz. Aunque sigue siendo un misterio sólo parcialmente desentrañado en la especie humana, cada vez hay más científicos que opinan que tanto las feromonas como el órgano vomeronasal también operan en los seres humanos, influyendo destacadamente en su conducta erótica. El fuerte imán de atracción erótica representado por las feromonas (las cuales serían captadas más subliminal que concientemente) pueden ser la explicación de muchos procesos de atracción física y emocional que no son dilucidados racionalmente. Está ampliamente documentado en múltiples testimonios personales y de historias clínicas sexuales que algunas personas, en forma intensa e irresistible se sienten eróticamente atraídas hacia otras, aunque estas últimas no sean convencionalmente atractivas ni correspondan a estereotipos clásicos de belleza; más aún: concientemente esa persona que tanto atrae, le puede resultar antipática o fea al sujeto que es atraído.

Algunas investigaciones recientes sostienen que las copulinas de la mujer (secretada por los órganos sexuales externos) y la androsterona del hombre (abundante en la orina y el sudor) generan un determinado olor que al ser percibido sensorialmente por el sistema límbico del cerebro, incrementa notoriamente el efecto erógeno de la dopamina sobre el cerebro.

Es curioso y al mismo tiempo revelador que las personas con anosmia congénita (síndrome clínico caracterizado por nacer sin la facultad de oler) suelen no enamorarse ni experimentar pasión erótica, según diversas observaciones de los médicos.

Fascinante y misterioso es también el hecho de que algunas personas parecen no tener jamás enamoramientos ni interés alguno en erotizarse; careciendo de esta disposición, es explicable que nunca experimenten deseo sexual.

Regulación endocrina y hormonas sexuales

Las hormonas son sustancias químicas producidas por las glándulas de secreción interna. Vertidas al torrente circulatorio, viajan a distancia y actúan sobre diversos tejidos y "células blanco". Las hormonas sexuales, femeninas y masculinas, regulan diferentes procesos relacionados con la reproducción y el erotismo. Aquí me ocuparé de la relación que existe entre estas sustancias y el erotismo, dejando de lado otros aspectos, sin duda importantes, pero que corresponden a otros rubros de estudio.

La regulación endocrina está regida por el hipotálamo (pequeño e importante órgano del sistema nervioso central), el cual produce la HLG (hormona liberadora de gonadotropinas), que se ocupa de la secreción de las gonadotropinas, sustancias éstas elaboradas por la hipófisis. Una de ellas es la HL (hormona luteinizante), que estimula a las células intersticiales o de Leydig del testículo, para que éste produzca la testosterona.

La HL actúa sobre el ovario para que éste libere al óvulo maduro (lo cual se llama ovulación y ocurre mediando el ciclo menstrual). La otra gonadotropina es la HFE (hormona folículo estimulante), que actúa sobre el testículo para estimular la producción de espermatozoides en los túbulos seminíferos en un proceso denominado espermatogénesis. La HFE estimula el ovario para que éste prepare el proceso de maduración del óvulo, antes de la mitad del ciclo femenino.

El hipotálamo funciona con un proceso de *feed-back* o retroalimentación negativa semejante a la "ley de la oferta y la demanda". De esta manera, los niveles bajos de hormonas en sangre estimulan la producción de HLG.

A la inversa, los niveles altos inhiben su producción. Por ejemplo: la testosterona en niveles elevados disminuye la producción de HLG, lo cual origina que descienda la HL secretada por la hipófisis.

La consecuencias de esto es que los testículos bajan la producción de testosterona, que se ve así sensiblemente disminuida en la circulación sanguínea.

Al revés: los niveles bajos de testosterona "le avisan" al hipotálamo que desencadene la producción de HLG. Ésta estimula la secreción de HL por la hipófisis. El efecto sobre el testículo es que este último aumenta la cantidad de testosterona que se vierte a la sangre.

En estricto rigor, las hormonas sexuales son: la testosterona y otros andrógenos, los estrógenos y la progesterona.

Lo "sexual" de las hormonas sexuales

La testosterona es producida tanto en el varón como en la mujer, aunque en diferentes proporciones. Aproximadamente en el hombre adulto se secretan diariamente de 6 a 8 miligramos, de los cuales el 95% se produce en el testículo y el restante 5% en las glándulas suprarrenales. En la mujer la secreción cotidiana es de aproximadamente 0.5 miligramos, producidos por el ovario y las cápsulas suprarrenales.

Aunque se sabe que la testosterona es el factor biológico fundamental en la generación de impulsos sexuales, no hay que restarle importancia a los aspectos culturales y de aprendizaje, que en el caso de los seres humanos cobran una relevancia mayúscula.

Las observaciones clínicas han demostrado que las deficiencias importantes de testosterona influyen negativamente en el erotismo, al disminuir el deseo sexual, y que en algunos casos su exceso incrementa el deseo. Sin embargo, sería simplista y erróneo suponer que en la mayoría de los casos el desinterés sexual se corrige con inyecciones de hormonas. Lejos de ello, el desequilibrio hormonal que conllevaría esa medida cuando no está indicada, puede afectar gravemente la salud.

En algunos hombres con niveles críticamente bajos de testosterona, puede dificultarse o no conseguirse la erección. El deseo sexual de las mujeres podría sufrir menoscabo en esas mismas condiciones deficitarias.

El aumento considerable de otra hormona, la prolactina, pude afectar el erotismo, ya que es un competidor central de la acción estimulante de la testosterona.

Otra simplificación común es la de que los hombres son "sexualmente agresivos" *per se*, en tanto que las mujeres son "sexualmente pasivas". Esto es atribuible a la sobrevaloración de la testosterona como responsable del impulso sexual. Hallazgos de Bancroft, Masters, Johnson y Kolodny, entre otros, refuerzan la idea de que la sensibilidad al influjo de la testosterona es distinta para cada sexo; es decir, hay proporcionalidad a las dispares cantidades de producción.

Los estrógenos (estriol, estrona y estradiol) se producen en mujeres y hombres. En aquéllas se secreta de 15 a 60 gamas por día, y en los varones una cantidad variable pero mucho menor. En la mujer los estrógenos son secretados principalmente por el ovario y actúan protegiendo y preservando la mucosa vaginal; también estimulan la lubricación de la misma, contribuyendo así a la mejor calidad del erotismo.

Otra acción importante de los estrógenos es que favorecen la turgencia de los pechos y la elasticidad de las paredes vaginales. Se sabe que no tienen influencia alguna en el deseo sexual, porque ni el climaterio ni la extirpación quirúrgica de los ovarios modifican por razones biológicas las ganas eróticas.

Clínicamente se ha visto que una sobreproducción de estrógenos en los varones trae como probables consecuencias descenso en el apetito sexual, trastornos de la erección y crecimiento de los pechos.

La progesterona igualmente se produce en los dos sexos. Se sabe que esta hormona, tan importante en las funciones reproductivas y menstruales, no es muy destacada en los aspectos eróticos. Se piensa, por observaciones en los animales de experimentación, que podría inhibir el erotismo de las personas, si existiera en niveles elevados.

Homo sapiens y "química sexual"

Al exagerar el determinismo biológico, se ha propuesto que los factores orgánicos en general y los hormonales en particular son sustantivos en el ánimo y desempeño eróticos. Esto sólo es cierto tratándose de especies filogenéticamente "inferiores", donde el asedio, las épocas de celo, las manifestaciones receptivas y copulatorias están determinadas por las hormonas sexuales y la acción de ésta sobre el sistema nervioso. No sucede así en el hombre.

En efecto, los seres humanos somos constructores y a la vez producto de la cultura. El desarrollo del telencéfalo (corteza cerebral o cerebro superior) proveyó a las mujeres y a los hombres de abstracción e intelecto, de fantasías y de susceptibilidad a las influencias sociales. El factor biológico en el humanos es uno más, acaso no el más importante en sus actitudes y conductas eróticas.

La respuesta sexual humana

La respuesta sexual humana (RSH) es ante todo, la integración de procesos fisiológicos que generan el placer sexual o erotismo: deseo, excitación y orgasmo/eyaculación. Estos procesos suponen la participación de los sistemas nerviosos central, periférico y autónomo, así como de neurotransmisores y algunas hormonas. Son cuatro los fenómenos esenciales en la RSH:

- Cambios químicos y eléctricos en la membrana de las células neurales que originan actividad neurotransmisora y neurosecretora.
- Cambios en los vasos sanguíneos: vasocongestión por incremento en el flujo de sangre.
- Actividad muscular: contracciones en los músculos liso y estriado.
- Sensación subjetiva (emocional) de placer.

Estímulos eróticos

Según Masters y Johnson (1966), los estímulos desencadenantes de la respuesta sexual humana (RSH) son de dos tipos: reflexogénicos y psicogénicos.

Los reflexogénicos dan lugar a una RSH de arco reflejo corto y son aquellos que de manera directa estimulan las terminaciones nerviosas de órganos pélvicos, zonas periféricas a los mismos, recto y vejiga. Por ejemplo: tocamientos y caricias en la vulva, el perineo, el pene, etc., y probablemente el llenado de la vejiga urinaria.

El arco reflejo de este tipo de estímulo se integra cuando el impulso va de los nervios locales (como los pudendos) a la región sacra de la médula espinal y regresa a los órganos sexuales pélvicos.

Otro reflejo más largo y quizá más común, también puede ser producido por el contacto táctil y en él participan diversas células nerviosas, condicionando que el estímulo que arriba a la médula sacra, sea retransmitido a la corteza cerebral; esto le da la dimensión placentera a esta experiencia, antes de regresar a los órganos de la pelvis.

Los estímulos psicogénicos son los que se perciben a través de los cinco sentidos y de las imágenes creadas mentalmente: estímulos tactiles extrapélvicos, gusto, olfato, oído y vista. Siempre son "leídos" por la corteza del cerebro, lo que les da la connotación subjetiva de emoción gratificante. Ulteriormente, los estímulos tamizados en el cerebro producen otros que van de regreso a todo el cuerpo y a la región pélvica, a través de la médula.

Cualquier elemento sensorial, incluidas las fantasías, las evocaciones y la fabricación de sueños, es capaz de generar una respuesta sexual.

Las curvas de la RSH

Como ya está dicho, existen distintos modelos de RSH, siendo los más representativos y difundidos los siguientes:

- Masters y Johnson (1966); modelo unidimensional consistente en cuatro fases, a saber: excitación, meseta, orgasmo y resolución.
- Helen Kaplan (1974); modelo bifásico: vasocongestión y mioclonia.
- Helen Kaplan (1977-79); modelo trifásico: deseo, vasocongestión (excitación) y mioclonia (orgasmo).
- John Bancroft (1983), modelo pentafásico: apetito, excitación central (subjetiva), respuesta en órganos sexuales (genital), excitación periférica y fenómenos en torno al orgasmo.

Por su sencillez y concreción, emplearé el esquema kaplaniano, que resume la vivencia erótica en tres fases: deseo, excitación y orgasmo.

Esta curva kaplaniana puede ilustrarse así:

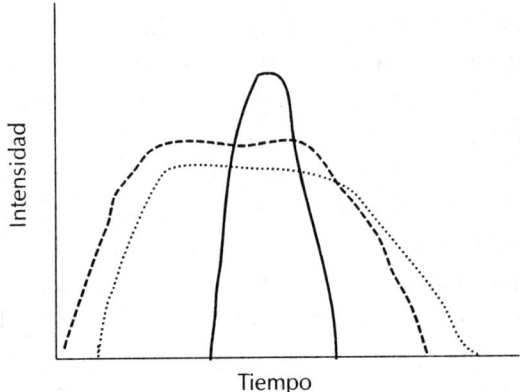

RSH trifásica de H. Kaplan (1979), en la que el deseo se expresa con rayas, la excitación con puntos y el orgasmo, con línea continua.

Deseo: significa "tener ganas"; es una grata tensión que engloba tanto la disposición como una "ansiedad placentera" por excitarse. En el proceso de deseo, participan el sistema nervioso central, diversos neurotransmisores químicos y algunas hormonas.

La dopamina y la testosterona (en personas de ambos sexos) activan el impulso sexual. La prolactina —que compite centralmente con los andrógenos— inhibe el mencionado impulso. La serotonina y el ácido gama amino butírico, inhiben el apetito sexual.

Vasocongestión o excitación: incluye diferentes cambios en la economía corporal y dos signos cardinales: erección del pene en el hombre y lubricación vaginal en la mujer. En la excitación tienen participación fundamental los sistemas autónomos simpático y parasimpático, cuyos mediadores químicos son la acetilcolina y la norepinefrina. En épocas recientes se ha descubierto la relevancia del óxido nítrico y el GMP cíclico en la excitación masculina. La fisiología de la excitación femenina ha sido menos explorada y es todavía un campo fértil para su estudio.

Mioclonia u orgasmo: fase en la que se distinguen un componente físico (contracciones involuntarias del músculo esquelético y del músculo liso de las vísceras, especialmente en los órganos sexuales pélvicos) y uno eminentemente emocional (sensación subjetiva de placer). En la fase de orgasmo participan señaladamente endorfinas y antiendorfinas, otros péptidos opioides, la oxitocina y receptores alfa-adrenérgicos; estos últimos para la eyaculación.

La eyaculación masculina consiste en la expulsión del líquido seminal, coincidente o sucedáneo a las contracciones mioclónicas. Hay autores que distinguen entre la emisión (deposición del semen en la uretra posterior) y la eyaculación propiamente dicha (expulsión a través de la uretra).

Hay dos procesos postorgásmicos relevantes: la resolución o retorno del organismo a su estado basal (de reposo), y la refractación, también conocida como período refractario, que es el tiempo que transcurre entre el fin de la resolución y el inicio de un nuevo ciclo de respuesta sexual humana.

La discusión en torno a la existencia o no de la eyaculación y del período refractario en las mujeres, es parte de un gran debate científico e ideológico en el que están por construirse muchos aprendizajes significativos. Por ende, sigue habiendo muchos elementos de misterio y de fascinación por descubrir.

Por lo pronto, me gustaría afirmar que una gran cantidad de mujeres entrevistadas durante la realización de historias clínicas sexuales, reportan el hecho de percibir y visualizar la emisión, a través de la uretra, de un líquido incoloro e inodoro que es expulsado durante el período de placer orgásmico.

El dato anterior es consistente con los hallazgos de Beverly Whipple, Alice Kahn Ladas y John D. Perry, publicados en su libro *El punto G* (1983). Contemporáneamente, el sexólogo español Francisco Cabello y colaboradores han demostrado (1997) la presencia de antígeno prostático específico en el fluido expulsado por las mujeres durante el desempeño sexual, planteando la hipótesis de que exista "una posible relación funcional entre el producto de la llamada 'próstata femenina' y la lubricación vaginal".

Respecto al período refractario de las mujeres, algunos sexólogos coincidimos en que a diferencia de los hombres en los que esta fase de refractación es fisiológicamente inevitable, en ellas, cuando se presenta, corresponde más bien a procesos emocionales traducidos como placidez, luego de la respuesta orgásmica.

Bibliografía

Barrios Martínez, David, "El erotismo integral: una propuesta existencial-humanista", documento para guión de clase, SOMESHI, México, 1995.
―― "Enamoramiento, amor y pareja", fascículo del módulo III de la especialidad en orientación e información sexológicas, SOMESHI, México, 1998.
―― "Participación hormonal en la sexualidad", documento impreso inédito, México, 1998.
―― "La disfunción eréctil y su importancia en la relación de pareja", IX Congreso Latinoamericano de Sexología y Educación Sexual, Pfizer, pp. 9-11, México, 1998.
Brecher, E.M., *Investigadores del sexo*, Grijalbo, Barcelona, 1973.
Cabello Santamaría, Francisco, *Avances en el estudio de los fluidos genitales durante la excitación y el orgasmo*, Instituto Andaluz de Sexología, Málaga, España, 1998.
Cabrera Carreño, Walter, "¿Se te alborota la hormona?", ensayo mimeografiado inédito, México, 1992.
Carrera, Michael, *Sexo*, Folio, Barcelona, 1989.
Coperías, Enrique M., "Últimos hallazgos científicos. Amor y sexo", en: *Muy Interesante*, Editorial Televisa, México, febrero de 2003, pp. 3-13.
Fuertes Martín, A. y F. López Sánchez, *Aproximaciones al estudio de la sexualidad*, ed. Amarú, Salamanca, 1997.
Gindin, L.R., *La nueva sexualidad del varón*, Paidós, Buenos Aires, 1991.
González Serratos, Selma, "La expresión autoerótica", en: *Antología de la Sexualidad Humana*, vol. I, pp. 539-571, Miguel Ángel Porrúa/CONAPO, México, 1994.
Kaplan, H.S., *Manual ilustrado de terapia sexual*, Grijalbo, Barcelona, 1978.
―― *The evaluation of sexual disorders*, Brunner/Mazel, Nueva York, 1987.
Kelly, Patricia, *Salud sexual para todos*, Grijalbo, México, 1999.
Ladas Kahn, Alice, Beverly Whipple y John D. Perry, *El punto G y otros descubrimientos recientes sobre sexualidad*, Grijalbo, México, 1983.
Masters, W., V. Johnson y R. Kolodny, *Eros. Los mundos de la sexualidad*, Grijalbo, Barcelona, 1996.
Naranjo, Claudio, *La vieja y novísima gestalt*, Cuatro vientos, Santiago de Chile, 1991.
Rubio Aurioles, Eusebio, y Sara A. Revuelta Zúñiga, "Fisiología del erotismo humano", en: *Antología de la sexualidad humana*, vol. I, pp. 475-505, Miguel Ángel Porrúa/CONAPO, México, 1994.

CAPÍTULO 5

Modificaciones corporales en la respuesta sexual

Erotismo, parte de la sexualidad

La sexualidad, un proceso complejo de construcción social que tiene bases fisiológicas, psicológicas y culturales, incluye por lo menos cinco elementos: *sexo* (diferencias anatomofisiológicas entre seres de una especie. Por ejemplo: algunos seres tienen vulva y otros, pene; algunas personas tienen fórmula XX y otras XY en sus cromosomas sexuales; en algunos individuos predominan los estrógenos sobre los andrógenos y en otros es al revés; las células germinales que producen las gónadas en algunos casos son óvulos y en otras espermatozoides, etc.); *género* (condición y proceso de orden sociocultural que clasifican a los humanos en dos grandes grupos: hombres y mujeres. Por extensión, les asigna atributos "masculinos y femeninos", con las respectivas expectativas normativas para su cumplimiento); *reproductividad* (potencialidad de generar nuevos seres mediante la fusión de gametos y el intercambio de material genético); *las relaciones afectivas* (potencialidad humana de establecer con otra u otras personas un vínculo emocional, por ejemplo: dar y recibir amor), y *erotismo* (capacidad personal de generar y/o compartir una forma peculiar de placer: deseo, excitación y orgasmo).

El erotismo así definido tiene bases fisiológicas y está sujeto a procesos de aprendizaje a lo largo de la vida.

Los estímulos que desencadenan la RSH son innumerables, la mayoría de ellos con una percepción subjetiva de las vivencias individuales propias de la experiencia, matizadas por emociones y motivaciones.

La procura del placer erótico puede ser individual (autoerotismo), en pareja e inclusive colectivo (más de dos personas). Por ende, el erotismo también puede ser concebido como una manera especial de comunicación que trasciende al individuo y a la pareja para manifestarse en la literatura, la plástica, la música, el cine, etcétera.

Procede un desglose de los elementos del erotismo: deseo, excitación y orgasmo.

Modificaciones corporales

Los cambios fisiológicos que durante la respuesta erótica o curva de la respuesta sexual se presentan en los seres humanos, son sintetizados en los siguientes tres cuadros:

RESPUESTA SEXUAL HUMANA

RESPUESTA	Deseo	Excitación	Orgasmo	Resolución
SUSTRATO FISIOLÓGICO	Neuroquímico	Neuroquímico vasomotor	Neuroquímico vasomotor	
NEUROTRANSMISIONES Y HORMONAS	Dopamina (+) Serotonina (-) GABA (-) LH-RH (+) Tiroxina Testosterona (+) Prolactina Estrógenos (-)	Acetilcolina Péptido intestinal vasoactivo (PIV) Norepinefrina Prostaglandinas Estrógenos No adrenérgicos No colinérgicos Óxido nítrico GMPc	Noradrenalina Acetilcolina Pétidos opioides	Vuelta del organismo a su estado basal. Reposo fisiológico y emocional

Período refractario:
Lapso que transcurre entre el fin de la resolución y el surgimiento de una nueva respuesta sexual.

(+) Estimula.
(-) Inhibe.

RESPUESTA SEXUAL HUMANA FEMENINA

DESEO
Fenómeno eminentemente subjetivo

ANSIEDAD PLACENTERA PARA EXCITARSE

Excitación	Meseta
Lubricación vaginal	Lubricación vaginal: aumenta, se mantiene o disminuye
Vagina 2/3 anteriores: se expanden. Coloración oscura.	Vagina 2/3 anteriores: se forma plataforma orgásmica.
Labios mayores: aplanamiento y elevación anterolateral.	Labios mayores: aplanamiento y elevación anterolateral. (+ +)
Labios menores: más gruesos.	Clítoris: queda bajo capuchón clitorídeo.
Cérvix y útero: desplazamiento.	Labios menores: más gruesos.
Mamas: aumento de tamaño. (+)	Cérvix y útero: verticalización.
Pezones erectos.	Mamas: aumento de tamaño. (+ +)
Rubor sexual.	Pezones erectos.
FC aumento.	Rubor sexual.
FR aumento.	FC aumento.
T/A aumento.	FR aumento (superficial y rápida).
Tensión neuromuscular: aumento.	T/A aumento.
	Tensión neuromuscular: aumento.
	Agudeza visual: disminución.
	Agudeza auditiva: disminución.

Orgasmo	Resolución
Contracciones rítmicas de plataforma involuntarias orgásmica, útero y ano.	Vagina: regresa a su estado, desapareciendo la plataforma orgásmica.
Rubor sexual.	Labios mayores: tamaño y color habitual.
FC: aumento.	Labios menores: forma y tamaño normal.
FR: aumento (superficial y rápida).	Cérvix y útero: posición normal.
T/A: aumento.	Mamas: regresión de tamaño.
Tensión neuromuscular: aumento, pérdida de control voluntario. Calambres.	Pezones: sin erección.
Agudeza visual: disminución.	Rubor sexual: desaparece.
Agudeza auditiva: disminución.	FC: normal.
Emisión de líquido por uretra, en algunas mujeres.	FR: normal.
	T/A: normal.
	Tensión neuromuscular: sensación de relajación.
	Agudeza visual: normal.
	Agudeza auditiva: normal.

RESPUESTA SEXUAL HUMANA MASCULINA

DESEO
Fenómeno eminentemente subjetivo

ANSIEDAD PLACENTERA PARA EXCITARSE

Excitación	Meseta
Erección	Erección
Pene: aumento de tamaño y grosor.	Pene: aumento rigidez y tamaño de la cabeza del pene.
Escroto: aumento de grosor, disminución de pliegues. (+)	Escroto: aumento de grosor, disminución de pliegues. (+ +)
Testículos: inicia el ascenso.	Testículos: cercanos al cuerpo.
Pezones: erectos.	Pezones: erectos.
Rubor sexual.	Rubor sexual.
FC aumento.	FC aumento.
FR aumento.	FR aumento superficial.
T/A aumento.	T/A aumento.
Tensión neuromuscular: aumento.	Tensión neuromuscular: aumento.
	Fluido preeyaculatorio.
	Agudeza visual: disminución.
	Agudeza auditiva: disminución.
Orgasmo	Resolución
Contracciones rítmicas involuntarias de la próstata, vesículas seminales, pene y recto.	Pene: pérdida gradual de erección, recuperación de tamaño y grosor normal.
	Escroto: disminución de grosor, aumento de pliegues.
Testículos: pegados al cuerpo.	Testículos: descenso, hasta posición normal.
Rubor sexual.	Pezones: sin erección.
FC: aumento.	Rubor sexual: desaparece.
FR: aumento superficial.	FC: normal.
T/A: aumento.	FR: normal.
Tensión neuromuscular: aumento, espasmos, calambres.	T/A: normal.
Eyaculación.	Tensión neuromuscular: disminución, sensación de relajación.
Agudeza visual: disminución.	Agudeza visual: normal.
Agudeza auditiva: disminución.	Agudeza auditiva: normal.

Erotismo: aspectos descriptivos

Deseo: no tiene manifestación física externa objetiva, pero sí modificaciones neuroquímicas, antes ya descritas y sensaciones eminentemente subjetivas: "estar caliente". La mayoría de las personas lo viven como una inquietud gratificante o una carga tensional eufórica y placentera.

Excitación (incluye la vasocongestión inicial y la meseta o vasocongestión continuada): En esta fase los cambios anatomofisiológicos se presentan tanto a nivel de órganos sexuales externos como internos pélvicos: tanto en hombres como en mujeres, la reacciones cardiovasculares y respiratorias son semejantes. Aumenta la circulación sanguínea y por lo tanto la frecuencia cardiaca (FC), la tensión arterial (TA) y la frecuencia respiratoria (FR). Los valores de estos signos se incrementan proporcionalmente a la tensión sexual, sin que este incremento represente perturbación en la función.

Los cambios en las mamas son más evidentes en la mujer, aunque en el varón también se presentan. La erección del pezón, el incremento del volumen mamario y la congestión de la areola, son las primeras modificaciones visibles.

Ocurre también el llamado rubor sexual, más evidente en la porción superior del abdomen y que puede generalizarse al resto del cuerpo.

La tensión muscular se incrementa en ambos sexos, para dar paso al inicio de las contracciones musculares que se dan en las siguientes fases:

En la mujer: los labios mayores se aplanan y se elevan hacia arriba y los lados, tendiendo entonces a abrirse la entrada de la vagina.

Los labios menores se engruesan y extienden, en tanto que el agolpamiento de sangre origina una modificación en la coloración de la vulva, que se torna más oscura; esta apariencia ha sido llamada "piel sexual".

El clítoris, región particularmente sensible, se erecta* durante la excitación, lo cual lo hace más notorio.

En la vagina existen varios cambios. El primero (signo cardinal de la fase de excitación femenina) es la lubricación vaginal. La vasocon-

---

* Hemos preferido utilizar ese neologismo, por parecernos descriptivo [N. de la E.]

gestión pélvica da como resultado un trasudado vaginal que puede variar en cantidad. La vagina se expande y sus paredes, originalmente adosadas, la transforman de cavidad virtual en cavidad real. La cavidad vaginal se distiende en el fondo, en tanto que en su tercio exterior se produce una disminución del calibre, quedando así constituida la llamada plataforma orgásmica.

Durante la excitación, el útero aumenta discretamente de volumen y tiende a verticalizarse, al tiempo que empieza a tener contracciones que aumentarán durante el orgasmo. En el cérvix o cuello uterino se inicia la abertura del mismo así como la fluidificación del "tapón" mucoso que en su luz se encuentra.

En el hombre: la erección del pene es la modificación más significativa durante la excitación. El cúmulo sanguíneo en la región pélvica propicia que los cuerpos cavernosos se llenen de sangre, lo cual permite la tumescencia peneana.

Estudios recientes han encontrado que aunado a la acción de los sistemas nerviosos simpático, parasimpático y central, así como los receptores alfa-adrenérgicos, en la erección también participan otras substancias que son "mensajeros" químicos: el óxido nítrico (ON), que es liberado en algunas fibras nerviosas y en la capa interna de los vasos sanguíneos del pene. Este óxido estimula la formación del GMP cíclico, verdadero responsable de la reacción química que origina la relajación del músculo liso de los cuerpos cavernosos, lo cual es el primer paso para que éstos se llenen de sangre (vasocongestión). Existe una sustancia llamada FDE5, que actúa eliminando al GMP cíclico: de esta manera cesa la erección. Si esto no ocurriese, los hombres estarían con una permanente erección, lo cual, lejos de ser placentero, es angustiante y doloroso.

El citrato de sildenafil (Viagra), de manera parecida a otras sustancias semejantes, como el vardenafil y el tadalafil, es un inhibidor selectivo de la FDE5, por eso propicia la erección cuando hay estímulos eróticos.

Su mecanismo de acción se ilustra en la siguiente figura:

Mecanismo de acción del sildenafil en el músculo liso del pene

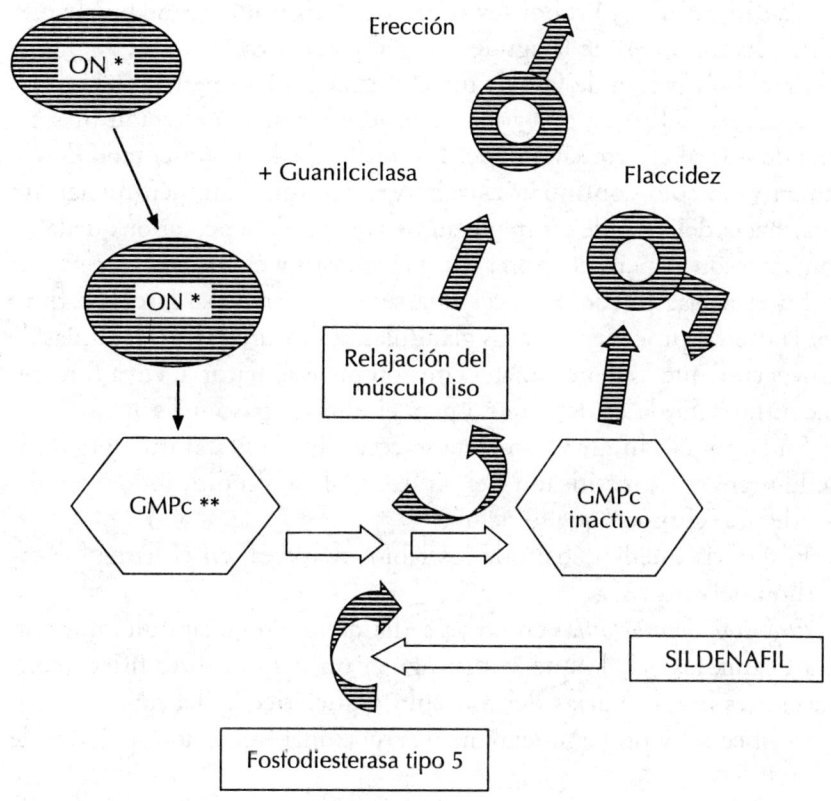

* Óxido nítrico.
** Monofosfato cíclico de guanosina.

Esquema cortesía de laboratorio Pfizer, 2002.

El escroto, saco que envuelve a los testículos, se contrae durante la excitación, lo cual le hace perder la rugosidad y presentar un engrosamiento.

Los testículos se elevan, merced a la contracción del músculo cremáster.

Dentro de la propia excitación existe, relativamente independiente, *el período de meseta*, fase en donde se produce un marcado aumento de la tensión sexual y se mantienen o intensifican los niveles de excitación. La duración de este período es variable y antecede al orgasmo.

En ambos, mujeres y hombres, aumentan la FC, FR, y la TA. La areola mamaria se agranda hasta el punto que el crecimiento del pezón queda disimulado. El rubor sexual se hace más evidente. Se puede presentar disminución de la agudeza visual y auditiva.

En el hombre, en la fase de meseta aumenta levemente el diámetro de la cabeza del pene; esta zona suele adoptar una coloración más oscura debido al aporte sanguíneo. Los testículos han aumentado de volumen y no sólo continúan elevándose, sino que también inician un rotar hacia delante, de tal manera que la superficie posterior queda en contacto con el perineo (zona entre el escroto y el ano).

En esta fase puede aparecer una secreción transparente que fluye por la uretra, procedente de las glándulas bulbo-uretrales (glándulas de Cowper), y que es denominada emisión preeyaculatoria, cuya función es contrarrestar la acidez uretral para el ulterior paso del semen.

En la mujer, durante la meseta se consolida la plataforma orgásmica. El útero se ha rectificado y el cérvix se dilata, fluidificándose al mismo tiempo el moco que lo ocluye.

El clítoris queda debajo de los labios mayores, en el llamado "capuchón del clítoris".

Orgasmo o mioclonia: como ya se ha dicho en el capítulo anterior, ésta es una fase en la que se distinguen un componente físico (contracciones involuntarias del músculo esquelético y del músculo liso de las vísceras) y uno eminentemente emocional (sensación subjetiva de placer).

Las contracciones musculares involuntarias se producen, según la descripción clásica de Masters y Johnson, cada 8 décimas de segundo y van disminuyendo en frecuencia e intensidad, según transcurre el orgasmo.

La sensación subjetiva del placer es una vivencia individual, cada persona puede experimentarla y referirla de manera distinta. No obstante, siendo una experiencia de singular belleza, quien la ha vivido no la confunde con otro tipo de placer.

El orgasmo es una reacción total del organismo y no solamente de la región pélvica. La frecuencia cardíaca aumenta, la respiración se vuelve rápida y superficial, existe pérdida del control muscular, pueden presentarse contracturas musculares y "calambres". Se presenta disminución de las agudezas visual y auditiva.

En el hombre: la eyaculación consiste en la expulsión del líquido seminal, coincidente o sucedáneo a las contracciones mioclónicas. En la eyaculación se distingue una primera etapa llamada *emisión* (deposición del semen en la uretra posterior) y una segunda, la eyaculación propiamente dicha (expulsión a través de la uretra).

La emisión inicia con contracciones secuenciales del músculo liso de los órganos pélvicos. Las contracciones peristálticas (en forma de ondas) inician en el epidídimo y se continúan por el conducto deferente, las vesículas seminales y la próstata, dando como resultado final la expulsión del líquido contenido en cada una de las estructuras, para desembocar en la uretra prostática.

De manera simultánea, el esfínter interno de la vejiga se cierra durante toda la fase orgásmica con el objeto de impedir el reflujo del semen hacia la vejiga y la salida de orina. En una segunda etapa se inician las contracciones de la musculatura perineal y dan por resultado la expulsión del líquido seminal al exterior, a través de la uretra peneana (ver esquemas de la respuesta sexual masculina, en el capítulo 7).

En la mujer: una vez iniciada la sensación subjetiva del orgasmo, el útero, que se encuentra totalmente elevado, comienza las contracciones rítmicas desde el fondo hacia el cuerpo de la matriz, lo que hace que el cuello uterino ocupe el espacio de la plataforma orgásmica. El cérvix se abre y así permanece durante algunos minutos.

Algunas mujeres, como ya ha sido señalado en el capítulo anterior, refieren presentar durante el orgasmo la emisión de un líquido de características diferentes a la orina y con la "sensación de orinarse". A esto se le conoce como "eyaculación femenina", la cual posiblemente proviene de vestigios de glándulas homólogas a las prostáticas; estos rudimentos se encontrarían en la uretra femenina.

Hace algunos años se pensaba que podrían ser las glándulas de Skene, localizadas alrededor de la uretra y cerca del cuello de la vejiga, las productoras de la eyaculación femenina; sin embargo, estas glándulas producen relativamente poco líquido, por lo que podría deducirse que no basta con la secreción de las glándulas de Skene (a pesar de que se les considera parientes embrionarias de los tejidos que dan lugar a la próstata), sino que habría que considerar la posible presencia de otras glándulas, además de las periuretrales, o bien, la de células secretoras a lo largo de la uretra femenina.

Masters, en 1982, acreditó varios casos de mujeres que emitían, a través de la uretra, durante el orgasmo, un líquido que no era orina.

La existencia o no de la eyaculación y del período refractario fisiológico en las mujeres, actualmente continúa en investigación.

La resolución. Esta fase postorgásmica representa la vuelta del organismo al estado en que se encontraba antes de experimentar excitación.

Se caracteriza por sensaciones subjetivas de bienestar físico. Inicia el retorno de la sangre al sistema venoso general y por lo tanto desaparece la vasocongestión y sus efectos: disminuye la TA, FR, FC, hasta estados basales, la reacción miotónica disminuye lentamente, quedando una sensación de relajación muscular. Las mamas, los pezones y las areolas recobran su tamaño y forma. Se recupera la agudeza auditiva y la visual y desaparece el rubor sexual.

En la mujer, el útero regresa a su posición normal lentamente, la vagina inicia la detumescencia y desaparece la plataforma orgásmica; labios mayores, menores y clítoris regresan a su estado basal.

En el varón, la descongestión pélvica da como resultado la pérdida de la erección peneana, con la consecuente disminución de tamaño y grosor. El escroto recobra su tamaño y aspecto rugoso; los testículos descienden hasta su ubicación inicial.

El período refractario o refractación: además del reposo fisiológico que implica, incluye la imposibilidad organísmica (corporal) de responder a cualquier estimulación erótica.

En la mayoría de los varones, durante este período de reposo fisiológico es imposible eyacular de nuevo. La duración de esta fase puede variar desde varios minutos hasta horas y aun varios días.

Casi todo terapeuta sexual puede acreditar el hecho de que, si bien es cierto que la mayoría de las mujeres no requieren por necesidad esta fase de descanso funcional, también lo es que muchas de ellas sí lo necesitan desde la esfera de las emociones.

Bibliografía

Barrios Martínez, David, "El erotismo integral: una propuesta existencial-humanista", documento para guión de clase, Caleidoscopía, México, 2003.
—— "La disfunción eréctil y su importancia en la relación de pareja", IX Congreso Latinoamericano de Sexología y Educación Sexual, Pfizer, pp. 9-11, México, 1998.
—— "Relación de pareja y alteraciones de la respuesta sexual", material del módulo 2: *Trastornos que afectan la salud sexual de la pareja*, del diplomado en sexualidad humana, Asociación Mexicana de Médicos Familiares y Médicos Generales, A.C., Sistema de Educación Continua para el Médico General y Familiar, mayo 2001.
Gindin, L.R., *La nueva sexualidad del varón*, Paidós, Buenos Aires, 1991.
Kaplan, H.S., *The evaluation of sexual disorders*, Brunner/Mazel, Nueva York, 1987.
—— *Manual ilustrado de terapia sexual*, Grijalbo, Barcelona, 1978.
Masters, W., V. Johnson y R. Kolodny., *Eros. Los mundos de la sexualidad*, Grijalbo, Barcelona, 1996.
Rubio A., Eusebio, y Z.A. Revuelta, "Fisiología del erotismo humano", *Antología de la sexualidad humana*, Miguel Ángel Porrúa-CONAPO, México, 1994.

CAPÍTULO 6

Interferencias y bloqueadores del erotismo

Algunos ejemplos

1. Rodrigo es un joven atlético, soltero y de piel bronceada. Las muchachas de su barrio, en el norte de la Ciudad de México, le observan con fascinación y simpatía.

Recientemente ha iniciado un noviazgo con Beatriz, vecina de la misma colonia. Durante las dos semanas anteriores, han sostenido un cálido romance con abundantes escarceos eróticos, intensamente placenteros para ambos. Han establecido con toda precisión la fecha y el lugar en que iniciarán sus relaciones coitales. Llegado el ansiado día... ¡no ocurre nada de lo esperado!, pues él está muy tenso y con gran preocupación por "quedar bien". Ocurre que al no tener erección, se frustra y avergüenza. Ella, desconcertada, intenta persuadirlo infructuosamente de que eso que ha sucedido, no tiene importancia.

2. Angélica y Germán forman un matrimonio desde hace 12 años. Tienen dos hijos. Este viernes por la noche se disponen a tener un rico encuentro erótico. Será una estupenda manera de concluir una semana laboral intensa y fatigante. Sin embargo, después de un delicioso preludio con inquietantes "fajes", al iniciar la penetración y los primeros movimientos pélvicos, ambos se inquietan: ¿sus hijos les escucharán? ¿Sus ruidos y jadeos serán percibidos por sus vecinas a través de la delgada pared que separa su departamento del que ocupan las hermanitas Godínez? Malhumorados, acaban suspendiendo el encuentro pasional de los cuerpos..., tal vez mañana lo reanuden.

3. Alfredo de Jesús es un obrero industrial calificado. Su jornada de trabajo se prolonga por ocho horas, al término de la cual acaba rendido. Luego de "checar" su salida y empleando transporte colectivo, tarda dos horas más en regresar a su casa. Guillermina, su esposa, se dedica a las llamadas labores del hogar: limpia las habitaciones, hace comida

para su esposo y para una hija de seis años a quien también cuida, y acude cotidianamente al mercado para comprar lo que necesita para la casa. Igualmente, concluye cansadísima su ardua faena. Guille y Alfredo hace meses que no se sienten con el ánimo de emprender relaciones sexuales. Cuando están en su cama lo que desean es, simplemente, dormir.

4. Eduardo tiene dos parejas sexuales. Una es su novia formal, otra es una amiga de varios años con la que ocasionalmente tiene relaciones eróticas. Con esta última se vive tranquilo y sin presiones, como si su deseo y su placer fueran una prolongación natural de su añeja amistad.

Con su novia, en cambio, le viene sucediendo algo peculiar y angustiante: ante la inminencia de su boda, ha empezado a sentirse con una gran presión, responsabilizándose del placer que ella deberá tener cuando inicien su vida conyugal. Su novia es una tímida chica que excepcionalmente toma la iniciativa para tener contacto sexual y quien piensa que es el hombre el que debe "llevar la batuta" en las relaciones íntimas. Con ella, Eduardo está evadiendo los encuentros, por lo que pretexta motivos diversos.

5. César y Jair son pareja gay desde hace seis meses. Tres semanas atrás, han iniciado una vida juntos.

Antes de compartir la misma casa, habían tenido caricias pasionales y "sexo oral". Sin embargo, ahora se han investido de formalidad y excesiva solemnidad en sus relaciones. César se siente ansioso y Jair comprometido a que "las cosas resulten agradables". Sucede justo lo contrario: en vez de disfrutar están padeciendo sus relaciones sexuales. Al consultar al sexólogo, uno de ellos se pregunta: "¿Por qué antes nos soltábamos en el sexo y ahora no?"

6. Luis Fernando sostenía relaciones sexuales ocasionales con Margarita, ex compañera de la escuela preparatoria. Para él todo marchaba bien hasta que ella le manifestó que ya no quería tener ese tipo de relación con él, pues no se sentía tomada en cuenta, parecía que él ignoraba sus sensaciones y además no sabía como acariciarla delicadamente; sus movimientos eran toscos y apresurados.

Luis Fernando, durante la realización de la historia clínica sexual reconoció que "no se había detenido a pensar si ella debería tener placer o no".

7. Jaime se sorprendió sobremanera cuando su pareja le comunicó que ella no se excitaba durante sus relaciones sexuales, a pesar de tener

deseo, por dos razones: su aliento le era muy desagradable y le molestaba que él estuviera viendo cintas de video "porno" mientras hacían el amor.

8. Elizabeth no ha tenido nunca contactos eróticos con otra persona, pese a haber recibido varias proposiciones que no ha aceptado. Tiene 42 años, es delgada y de piel muy blanca. Piensa que ya se le pasó la edad para "eso". La sola idea de que una eventual pareja la vea desnuda, le avergüenza profundamente y en ocasiones le produce terror, ya que su propio cuerpo le disgusta. Imagina que le resultaría repugnante al otro.

9. Indalecio y Cristina se enamoraron hace poco. Sus hasta ahora escasos intentos de encuentro erótico han resultado desastrosos a decir de Indalecio y mortificantes en palabras de Cristina. Sucede que ella se inhibe porque cree que en la primera relación que incluya penetración vaginal, se hará evidente que ya no es virgen. Él, por su parte, piensa excesivamente que su actuación sexual debe ser magnífica, pues Cristina de ninguna manera deberá dudar que *él es todo un hombre*. Resultado: Indalecio no ha podido lograr una erección y ella, en el último minuto, evita el contacto sexual arguyendo malestares físicos.

10. Ana Claudia y Belinda son pareja lésbica desde hace trece años. Se siguen amando, a pesar de múltiples vicisitudes. No obstante, Ana tiene un antiguo resentimiento: cuando la relación era incipiente, Belinda tuvo una relación fugaz con otra mujer; ella se enteró casualmente. Nunca lo platicaron específicamente, sino mediante indirectas, ironías y comentarios aislados.

A menudo aparece en Ana el rencor guardado y "se cobra la factura" negándose a tener relaciones sexuales cuando Belinda se las propone.

De bloqueos e interferencias

Los anteriores ejemplos son modos variados de bloqueos e interferencias de la vida erótica en los que frecuentemente aparecen uno o más de los siguientes elementos: programación rígida de las relaciones eróticas, ausencia de intimidad y privacía, fatiga física y emocional, auto-observación con sobre-responsabilización, excesiva solemnidad en los encuentros, ideas equivocadas en torno a que el placer erótico es privativo de los hombres y está vedado a las mujeres "decentes", falta de consideración al bienestar de la otra persona, concepciones erróneas que restringen el placer exclusivamente a quienes reúnen determinados estereotipos de belleza física, preocupaciones distractoras antes o durante las sesiones eróticas y resentimientos no expresados oportunamente.

En ocasiones estos bloqueos e interferencias son solucionados prontamente por las parejas o los individuos, al percatarse cómo se producen. En otras circunstancias, evolucionan hacia situaciones de larga duración.

A veces, igualmente, devienen francas disfunciones de la vida erótica, tema de nuestro siguiente capítulo.

Bibliografía

Barrios Martínez, David, *Resignificar lo masculino. Guía de supervivencia para varones del siglo XXI*, Vila Editores, México, 2003.
Morin, Jack, *La mente erótica*, Aguilar, México, 1997.

CAPÍTULO 7

Las disfunciones eróticas en la mujer y en el hombre

Disfuncionalidad erótica

Los elementos bloqueadores del erotismo pueden evolucionar a situaciones de mayor severidad, instalándose entonces las *disfunciones eróticas*. Clínicamente, éstas son *síndromes persistentes que alteran negativamente el deseo, la excitación o el orgasmo/eyaculación*.

La connotación de *síndrome*, cuya aplicación en sexología debemos a Eusebio Rubio (1986), alude a las manifestaciones o síntomas que se presentan conjuntamente, con independencia de su causa. Tomemos la fiebre como ejemplo general: consta o puede constar de aumento de temperatura, dolores musculares, escalofrío, etc., y su origen puede deberse a miles de causas. Usemos como ejemplo sexológico a la disfunción eréctil (incapacidad persistente para tener o mantener una erección del pene): puede deberse a una gran cantidad de causas, desde las psicológicas como miedo al desempeño, pasando por cansancio físico, hasta razones orgánicas, tales como complicaciones de diabetes mellitus, retiro quirúrgico de la próstata, hipertensión arterial, ateroesclerosis, afecciones vasculares y neurológicas, entre muchas otras.

Las disfunciones de la vida erótica pueden clasificarse en cuatro grandes grupos: por su *presentación*, en *primarias y secundarias*. Las primeras son las que están presentes desde el inicio de la vida erótica; las segundas, aquellas que se presentan después de un período de funcionamiento adecuado.

Por su *etiología* (causa fundamental), las disfunciones eróticas pueden ser: *orgánicas, psicológicas, socioculturales y mixtas*, según tengan, respectivamente, un origen físico, emocional, por influencia del aprendizaje y el entorno social o bien, cuando son el resultado de una combinación de etiologías.

Algunos autores consideran una quinta etiología: problemas de la dinámica de pareja; sin embargo, en mi experiencia personal, los conflictos de pareja constituyen un auténtico "cocktail" en el que participan factores socioculturales, psicológicos y orgánicos. Podría decirse entonces que la relación de pareja y los conflictos que frecuentemente la caracterizan representan al mismo tiempo el escenario y la confluencia de múltiples factores que tienen que ver tanto con las individualidades de sus miembros como con las interacciones de dos personas que suelen venir "de mundos diversos y dispersos".

Por otro lado, las disfunciones eróticas pueden ser *selectivas*, cuando se presentan con alguna(s) persona(s) y con otra(s) no, y *situacionales*, cuando su aparición depende de factores circunstanciales, tales como lugar y tiempo.

Un ejemplo de disfunción selectiva: una mujer que no tiene orgasmos con su marido, pero que disfruta ampliamente de sus relaciones con su relación extrapareja (o "amante").

Uno de disfunción situacional: un hombre eyacula aceleradamente cuando está en la habitación de un hotel; no lo hace cuando tiene relaciones sexuales en su departamento.

Existen diversas clasificaciones de las disfunciones eróticas que atienden a *la fase de la curva de la respuesta sexual en la que surjan*. Siguiendo mi experiencia clínica y un criterio didáctico para su mejor comprensión, ofrezco la siguiente clasificación:

Fase	Disfunciones
Deseo	Deseo hipoactivo/inhibido Aversión/fobia sexual
Excitación	Hipolubricación vaginal Disfunción eréctil
Excitación consolidada (meseta)	Preorgasmia Eyaculación precoz Eyaculación retardada Inhibición eyaculatoria
Orgasmo	Anorgasmia Orgasmo rápido
Universales	Dispareunia Vaginismo

Las **alteraciones del deseo** pueden ser: disminución de su intensidad (*deseo hipoactivo*), ausencia total de deseo (*inhibición*), aversión sexual (franca repulsión a las relaciones eróticas), que puede llegar a franca fobia a la actividad erótica; esta última incluye miedo pánico al contacto sexual y en ocasiones, manifestaciones físicas que son producto de reacciones psicosomáticas.

Mención especial merece la *disrritmia sexual* (Álvarez-Gayou, 1986), la cual estriba en la disparidad en la intensidad o en la frecuencia del surgimiento del deseo, en cada miembro de la pareja. No significa necesariamente que un miembro de la pareja tenga "mucho" y el otro "poco" deseo, sino que existe en ellos un franco desbalance, traducido, por ejemplo, en que ella desea unos tres encuentros a la semana y él, sólo uno al mes.

Las alteraciones de la excitación son dos: una en la mujer, la *hipolubricación vaginal*, y otra en el hombre, la *disfunción eréctil*. La primera consiste en la disminución o virtual ausencia de lubricación en las paredes vaginales. La disfunción eréctil es la incapacidad persistente de tener o sostener una erección suficiente para iniciar la penetración o para proseguir ésta.

Las alteraciones de la meseta o excitación consolidada son cuatro: *preorgasmia* (Álvarez-Gayou, 1986), la cual consiste en una prolongación sostenida de la meseta que conlleva la desagradable sensación de "un orgasmo esperado y no cumplido", es decir, la inminencia de placer que se transforma en cansancio por prolongación de la meseta, del que finalmente resulta un orgasmo de escasa intensidad, predominando a veces la reacción miotónica sobre la sensación subjetiva de placer.

Un fenómeno análogo al anterior es la *eyaculación retardada* del varón, en el sentido de que se presenta luego de una meseta muy prolongada que suscita cansancio y malestar, pudiendo sobrevenir la eyaculación junto con un orgasmo pobre o en ausencia de éste.

La *inhibición eyaculatoria* o aneyaculación es privativa de los hombres y consiste en un grado extremo de la eyaculación retardada, pues la expulsión de líquido seminal por la uretra no se produce.

La *eyaculación precoz* es la disfunción de la vida erótica más frecuente en los varones. Estriba en la ausencia constante de control voluntario sobre la eyaculación, la cual sobreviene en forma inoportuna y rápida, por ejemplo, antes, durante o poco después de la penetración.

Las alteraciones del orgasmo son: la *anorgasmia* o ausencia de orgasmo, que puede presentarse en mujeres y en hombres, y *el orgasmo* *rápido*, que también es posible en varones y mujeres; consiste en que las contracciones mioclónicas y la sensación subjetiva de placer se suceden prontamente, por lo que algunos autores consideran que su sustrato fisiológico es un acortamiento o anulación de la meseta en la que el orgasmo se presenta inmediatamente después de una incipiente excitación. Paradójicamente, el resultado final de que el placer intenso sobrevenga pronto, es una sensación desagradable.

Hay dos disfunciones eróticas llamadas *universales* porque se presentan independientemente de la fase de la curva de la respuesta sexual en la que la persona se halle: la *dispareunia* o dolor alrededor del coito, que puede ser antes, durante o después de la penetración y que no es privativo de las mujeres, pues también los hombres son susceptibles de tenerlo. Y por último, el *vaginismo*, el cual consiste en la contracción involuntaria de los músculos del tercio externo de la vagina que dificulta e incluso puede impedir la penetración.

Disfunciones frecuentes en los hombres

Deseo sexual hipoactivo

Esta disfunción erótica se observa frecuentemente en varones con relación de pareja estable, por ejemplo la conyugalidad. En efecto, en las historias clínicas sexuales de los hombres, suele documentarse el hecho de que el apetito sexual, muy activo durante la soltería, se transforma, para decrecer, durante la relación de pareja más estable. En la mayor parte de los casos no es atribuible a factores biológicos (como ocurre en el déficit de testosterona, el incremento de prolactina o el uso frecuente de tranquilizantes o antidepresivos, por ejemplo), sino al tedio del erotismo que frecuentemente se desarrolla en el matrimonio o en la unión consensual.

En estos casos es común y corriente que lo que antes fue pasión desbordada, devenga ahora en ritual monótono y aburrido.

Disfunción eréctil

Se calcula que a principios del siglo XXI, esta disfunción afecta a más de 100 millones de hombres en el mundo.

En estudios científicos realizados en diversas partes del globo, se ha encontrado que padecen disfunción eréctil entre el 52 y el 55% de los hombres cuyas edades oscilan entre los 40 y 70 años. La disfunción eréctil puede ser leve, moderada o severa. Sus causas pueden ser *orgánicas* (por ejemplo, por complicaciones de diabetes mellitus, enfermedad cardíaca isquémica, hipertensión arterial, depresión, cirugía radical para quitar la próstata, lesión de médula espinal, tabaquismo crónico y utilización de medicamentos, entre muchas otras), *psicológicas-culturales* (personalidad hiperresponsable, angustia de desempeño, estrés, temor de "fallas" anteriores, etc.) y *mixtas* (combinación de uno o más factores psicológicos y orgánicos).

Cuando el factor que predomina es orgánico, lo que sucede es que se afecta el sistema nervioso produciendo neuropatías periféricas, disminución de neurotransmisores, daño en las terminaciones nerviosas de los cuerpos cavernosos del pene, vasculopatía difusa, afección de las arterias que irrigan el pene, o, frecuentemente, una combinación de estos factores.

Cuando el factor que predomina es el emocional, lo que ocurre es que el reflejo involuntario de la erección no se produce ante la ausencia de tranquilidad; en otras palabras: cuando un hombre está angustiado, tenso, tiene temor al desempeño o evoca "fracasos" anteriores, muy difícilmente podrá "soltar" el reflejo involuntario, por lo tanto, no tendrá erección o ésta será fugaz.

La ausencia o las dificultades para la erección suelen afectar sensiblemente el autoconcepto de masculinidad e incidir de manera importante en el estado anímico y en la autoestima de quien las padece; igualmente, inciden negativamente en la dinámica de relación de pareja. Por ejemplo, es común observar en terapia sexual que un varón que no tiene erecciones se frustre y, consecuentemente, agreda continuamente a su pareja.

En la actualidad existe una gran cantidad de recursos terapéuticos para tratar la disfunción eréctil y, dependiendo de la etiología y del grado del que se trate, se han utilizado con buen éxito: fármacos vasoactivos orales (tales como sildenafil, vardenafil, tadalafil, fentolamina, etc.); supositorios intrauretrales (alprostadil); inyección intracavernosa de fármacos vasoactivos (alprostadil, cocktail de vasoactivos), dispositivos o bombas de vacío y tratamientos quirúrgicos como implantes peneanos maleables o semirígidos y cirugía de revascularización.

Se calcula que cerca del 90% de las intervenciones terapéuticas serán exitosas si se emplea tratamiento oral vasoactivo, psicoterapia sexual integral o bien, si procede, una combinación de ambos.

Alteraciones negativas de la eyaculación

Estas alteraciones se agrupan en el rubro conocido como *discontrol eyaculatorio* (F. Delfín Lara, 1986). Para mejor entenderlas es necesario revisar brevemente algunos hechos anatómicos y funcionales.

Como ya ha sido estudiado anteriormente, la respuesta erótica, también llamada respuesta sexual humana, consta de tres fases fundamentales: *deseo, excitación y orgasmo*, acompañadas de algunos fenómenos conexos: la meseta, que es la fase sostenida de duración variable que precede a la sensación subjetiva de placer y a las contracciones mioclónicas involuntarias (orgasmo); la resolución, que estriba en el retorno del organismo al estado basal luego del orgasmo, y la refracción o período refractario, consistente en el tiempo que transcurre después de la resolución para que el organismo esté nuevamente en capacidad de responder eróticamente.

En el caso particular del hombre, también se presenta la eyaculación (aunque como ya se mencionó, aún se discute y está sujeta a investigación la eyaculación femenina en algunas mujeres).

Es necesario precisar que el orgasmo y la eyaculación son fenómenos distintos, estrechamente vinculados, pero fisiológicamente bien diferenciados. En efecto, desde las apreciaciones de Wilhelm Reich, en los años veintes del pasado siglo, sabemos que el orgasmo y la eyaculación, si bien a menudo son simultáneos, representan acontecimientos fisiológicos separados y, de hecho, pueden producirse de manera independiente. Así, un hombre podría tener uno o más orgasmos antes de eyacular, o bien eyacular sin tener orgasmo e incluso tener orgasmo sin eyacular. Estas posibilidades las vemos frecuentemente en la clínica sexológica.

Como ya se ha mencionado, el orgasmo estriba tanto en las contracciones musculares espasmódicas, como en la sensación de singular belleza que desde las sensaciones y el sentimiento, proporcionan un pico alto de placer erótico.

La eyaculación, en cambio, es la simple salida del semen.

Para poder entender las disfunciones de la vida erótica masculina que son objeto de este apartado, es menester revisar algunos aspectos importantes de la fisiología de la eyaculación. Esta consta a su vez de dos etapas: la *emisión*, que es el impulso del semen que procede de la próstata, las vesículas seminales y los conductos deferentes, hacia la uretra prostática, y la *expulsión* o eyaculación propiamente dicha, en que por efectos de las contracciones de la uretra y los músculos de la base del pene, se propulsa al semen a través de la uretra anterior, hasta salir por el meato, que es el orificio por el que también fluye la orina (Ver esquemas anatómicos).

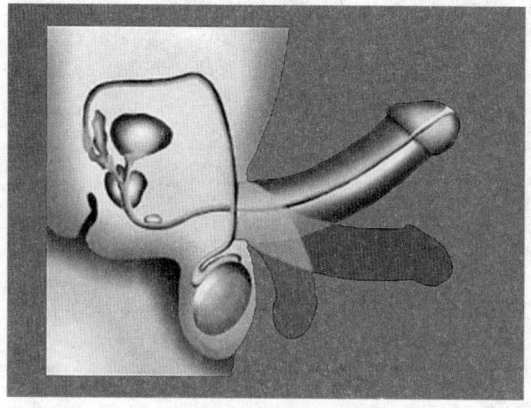

Excitación: de la flacidez a la erección.

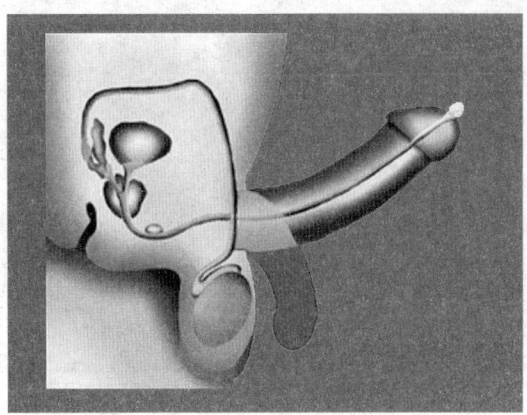

Meseta: consolidación de la erección
y presencia de líquido preeyaculatorio.

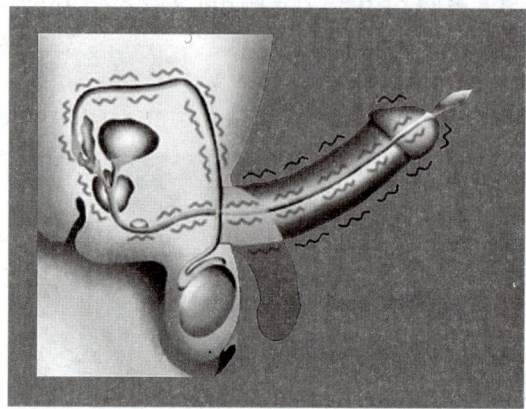

Orgasmo: contracciones involuntarias y eyaculación.
Esta última puede ser ulterior al clímax.

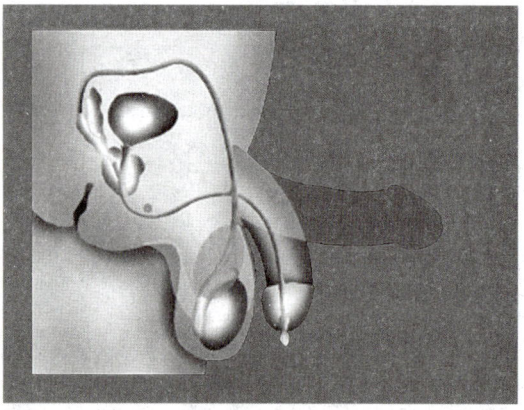

Resolución: detumescencia peneana
y vuelta del organismo a su estado basal.

Los hombres que no presentan ansiedades distractoras, suelen identificar tres sensaciones predominantes durante la eyaculación:

1. Sensación interna de calor difuso o presión palpitante que corresponde al comienzo de la emisión.
2. Sensación de contracciones rítmicas en la región pélvica y en el pene, sólo presente cuando hay orgasmo concomitante y que corresponde a las contracciones mioclónicas.
3. Sensación de fluido transuretral, que corresponde a la expulsión.

La mioclonia propia del orgasmo estriba en contracciones involuntarias, tanto de los órganos internos pélvicos, como de algunas zonas del cuerpo con músculo esquelético, que se producen cada 8 décimas de segundo y después disminuyen en intensidad y frecuencia. Las contracciones aludidas en los órganos internos pélvicos activan la emisión, produciéndose la sensación de inminencia eyaculatoria. Poco después el semen se acumula en la base de la uretra anterior, lo que da lugar a la inevitabilidad eyaculatoria; éste es un punto de no retorno. Es importante acotar que durante la emisión, al tiempo que se contraen la próstata, los vesículas seminales y los conductos deferentes, el esfínter vesical se cierra y evita que el semen se vaya a la vejiga, impidiendo también que se mezcle con la orina (de hecho, no es posible miccionar y eyacular al mismo tiempo). Acto seguido, durante la expulsión, el semen se expulsa por el meato, merced a las mismas contracciones mioclónicas. No obstante, se han descrito también eyaculaciones mecánicas, en las que no existe mioclonia, sino sólo contracciones aisladas de algunas zonas musculares.

Es de utilidad práctica en la clínica sexológica, clasificar las tres disfunciones eróticas masculinas objeto de esta comunicación (discontrol eyaculatorio), como alteraciones de la fase de meseta de la respuesta sexual, no de la fase de orgasmo, puesto que se producen con independencia de éste, en presencia o en ausencia de la vivencia orgásmica, además de que cada una de ellas se relaciona con la duración de la meseta: la eyaculación precoz tiene una meseta corta o inexistente, pues se puede presentar incluso poco después de la fase de excitación; la inhibición eyaculatoria se caracteriza por una meseta larga en la que no se presentan ni el orgasmo ni la eyaculación y, por último, la eyaculación retardada, en la que la meseta se prolonga, generalmente con un orgasmo concomitante, pero atenuado.

Eyaculación precoz

La eyaculación precoz es la carencia persistente de un adecuado control voluntario sobre el reflejo eyaculatorio. Se traduce clínicamente en que el varón eyacula antes de que lo desee.

Existen tres grados de eyaculación precoz: *leve*, cuando la eyaculación se presenta poco después de iniciado el coito; *moderada*, cuando se produce durante la penetración, y *severa*, cuando se eyacula antes de penetrar.

Las causas o etiologías más frecuentes son el entrenamiento social que la mayor parte de los varones tiene para eyacular rápido, y el surgimiento de una ansiedad "distractora" que origina una falta de conciencia de las sensaciones internas. La etiología orgánica es excepcional.

Desde etapas muy tempranas de la iniciación erótica, el aprendizaje y desarrollo de la masturbación en los hombres se realiza en un contexto de represión y a hurtadillas. Así, los hombres aprenden a autoerotizarse velozmente, ocultos y con culpa por estar haciendo algo "inadecuado y sucio". Más adelante, vienen los escarceos sexuales con amigas y novias y la iniciación coital con éstas o con alguna trabajadora sexual, habitualmente con gran tensión y prisa.

Es común observar que el erotismo de la mayoría de los hombres es burdo y apresurado, y que le dan escasa importancia a las caricias y al juego erótico previo, debido a la urgencia de penetración.

Todo lo anterior condiciona que la ansiedad campee en las relaciones eróticas de los hombres y que vayan entrenándose a lo largo de su vida como eyaculadores precoces.

Si bien no hay datos definitorios sobre su prevalencia, sabemos por los estudios de Kinsey y colaboradores (1948) que "tres de cada cuatro hombres eyaculan antes de dos minutos luego de penetrar", y que, según Masters y Johnson (1994) y Kaplan (1994), "es la más frecuente de las disfunciones sexuales masculinas".

Según el *New England Journal of Medicine*, la eyaculación precoz afectaba a 36% de los hombres estadounidenses en una muestra no clínica, lo que equivalía a 10 millones de afectados (Frank, Anderson y Rubinstein, 1978). Según la misma fuente, era la queja más frecuente en los centros de atención de problemas sexuales.

Los escasos estudios realizados en México, muestran algunos datos de interés: Covián y Rubio (1991) estudiaron a 136 pacientes y encontraron eyaculación precoz en 31%. En 1993, G. González, en 138 hombres encontró también que 31% eran eyaculadores precoces. En el

2001, se encontró que la eyaculación precoz representaba 40% de los motivos de consulta de los varones con disfunción erótica que acudían a la Sociedad Mexicana de Sexología Humanista Integral. Sin embargo, se piensa que presumiblemente la prevalencia es mucho mayor de 40%, pues hay muchos casos que no son motivo de consulta. Más aún, hasta hace poco tiempo, la eyaculación precoz, a diferencia de la disfunción eréctil, no era un motivo de consulta común en los hombres, sino más bien una queja de sus parejas (D. Barrios, 2002).

Finalmente, los sexólogos concuerdan en la idea de que a partir de la realización de historias clínicas sexuales, la eyaculación precoz es la más frecuente de todas las disfunciones de la vida erótica.

Más que hablar de fisiopatogenia, cabe decir que los mecanismos íntimos que dan origen a un severo acortamiento de la meseta son: la falta de percepción de las sensaciones premonitorias del orgasmo y una serie de cambios químicos y eléctricos que en el sistema nervioso central, por ansiedad, podrían acelerar la eyaculación. Así, el varón que eyacula precozmente no es capaz de distinguir la frontera virtual existente entre la inminencia y la inevitabilidad eyaculatoria, pues esa especie de "señal" orgánica que avisa al hombre que se acerca el momento de máximo placer, no es captada por él, quien merced a una gran ansiedad "se distrae" y cuando siente que la eyaculación se aproxima... es porque ya está aquí, es decir, ya se produjo la expulsión del semen.

El diagnóstico de eyaculación precoz se puede realizar con relativa sencillez mediante una completa historia clínica sexual, en la que la verbalización del consultante o la queja de su pareja son fundamentales.

Las bases terapéuticas para un adecuado manejo de la eyaculación precoz estriban en:

a) atemperar el ritmo y las acciones ansiosas del consultante eyaculador precoz,
b) favorecer su concentración en las sensaciones eróticas, evitando la distracción sensorial del aviso orgásmico/eyaculatorio,
c) promover la percepción de las sensaciones premonitorias que permitan al hombre discernir entre la inminencia y la inevitabilidad eyaculatoria, y
d) adiestrar al varón en el control del reflejo eyaculatorio.

De las anteriores bases de tratamiento, se desprenden estrategias específicas que pueden ser resumidas de la siguiente forma:

1. Psicoterapia sexual integral: exploración de los factores emocionales subyacentes y de rasgos de personalidad; exploración de los factores ansiógenos y de entrenamiento social y métodos del enfoque centrado en la persona, que incluyen el fomento del darse cuenta e información específica.

    La experiencia de la terapia grupal de la eyaculación precoz tenida por el autor en Caleidoscopía, espacio de cultura, terapia y salud sexual, arroja resultados muy satisfactorios (D. Barrios, 2002, 2003).
2. Métodos y técnicas específicos: baño lento (D. Barrios, 1992), ejercicios pubococcígeos (A. Kegel, 1953), masturbación lenta interrumpida (D. Barrios, 1992), técnica del *apretón*, (Masters y Johnson, 1970) y procedimientos de *stop/start* (J. Semans, H. Kaplan, 1974, 1987).

    Es importante acotar que estos métodos y técnicas han de ser aprendidos por los profesionales de la salud en un proceso formativo en educación sexual y sexología, pues aplicarlos fuera de contexto o como mera receta de manual de técnicas sexuales, podría conducir a resultados negativos e incluso iatrogénicos, esto es, adversos a la salud del consultante por una deficiente intervención profesional.
3. Coadyuvantes del tratamiento: ya se ha dicho que para el manejo satisfactorio de las disfunciones eróticas en general y de la eyaculación precoz en particular, se requiere una psicoterapia integral como sustrato; empero, existen también algunos fármacos que, dependiendo de los datos arrojados por la historia clínica sexual, podrían emplearse como coadyuvantes en el proceso terapéutico. Algunos antidepresivos comunes como la clomipramina, sertralina y paroxetina se han utilizado con regular éxito. En cambio, los diversos ansiolíticos, en general, no han sido eficaces.

En la práctica clínica y en estudios recientes, se ha observado que el sildenafil es un buen coadyuvante en el tratamiento de la eyaculación precoz, superior a los antidepresivos y a una sola técnica de terapia sexual (I.A. Abdel Amid, E.A. El Neggar, A-H El Gilany, 2001).

¿Cómo ayuda el sildenafil a prolongar la meseta y por ende a alargar la latencia preeyaculatoria? Aunque el mecanismo íntimo de este efecto aún no está bien dilucidado, parece ser que la confianza y satisfacción por tener una erección firme y sostenida, permite reducir la ansiedad distractora.

Eyaculación retardada

El síndrome de eyaculación retardada puede ser entendido como un retraso involuntario del reflejo eyaculatorio, con orgasmo concomitante atenuado, de presentación persistente (D. Barrios, 1995), o bien como el persistente retraso en la eyaculación por prolongación involuntaria de la fase de meseta (D. Barrios, 2001).

La eyaculación retardada es poco frecuente si se le compara con otras disfunciones masculinas como eyaculación precoz y disfunción eréctil. No obstante, Masters y Johnson (1996) consideraron que representaba entre 10 y 15% de los motivos de consulta por disfunción erótica masculina.

El diagnóstico se realiza haciendo un buen interrogatorio empático, dentro de la historia clínica sexual.

Distinguimos dos grupos de etiologías comunes: los factores psicógenos y los factores medicamentosos y adictivos, generalmente agregados a la emocionalidad característica de la personalidad obsesiva, pero no necesariamente.

Podría decirse que la eyaculación retardada es un grado menos severo de la inhibición eyaculatoria, pero a diferencia de ésta, en la que no existe respuesta orgásmica, por lo general sí se presenta un orgasmo muy empobrecido y frustrante.

Entre los factores psicógenos relevantes, encontramos los siguientes: reacción defensiva inconsciente que atrasa el orgasmo y por tanto, la eyaculación; personalidad obsesiva que dificulta la liberación del reflejo eyaculatorio por la corteza cerebral; miedos concientes al desempeño erótico, al compromiso, a la involucración emocional, a la pareja, etc.; temores inconscientes diversos.

Entre los factores adictivos y medicamentosos hallamos los siguientes: uso y abuso de alcohol, cocaína, narcóticos, tranquilizantes y antidepresivos; empleo de antihipertensivos, principalmente guanetidina.

El tratamiento de la eyaculación retardada estriba en: 1) abordaje médico y adictológico (en caso de encontrar etiología predominantemente orgánica): supresión/modificación de drogas de abuso y fármacos de prescripción médica; 2) psicoterapia sexual integral: exploración de factores emocionales subyacentes, catarsis de emociones y sentimientos, fomento del *awareness* (darse cuenta cognoscitiva y emocionalmente) mediante el enfoque centrado en las necesidades de la persona u otros métodos psicoterapéuticos; 3) métodos y técnicas específicos: autoerotismo, desensibilización progresiva *in vivo* a la penetración vaginal o rectal, maniobra "del puente" (que esencialmente consiste en pasar de un muy excitante estímulo por la pareja a una penetración con orgasmo y eyaculación) y métodos de estímulo-distracción simultáneos.

Inhibición eyaculatoria

La inhibición eyaculatoria, también llamada aneyaculación, es la incapacidad persistente para eyacular. Generalmente se trata de una incompetencia para la eyaculación intravaginal o intrarectal, pues se ha encontrado que en 85% de los casos, los varones con inhibición eyaculatoria pueden eyacular mediante masturbación y en 50% de las ocasiones, eyaculan en forma no coital.

En la inhibición eyaculatoria *no se experimenta ni orgasmo ni eyaculación durante el coito*, aunque es frecuente que, de manera similar a las mujeres que presentan anorgasmia, exista simulación.

La presentación de inhibición eyaculatoria en la población general es escasa, aunque representa 5% de los casos de consulta por disfunción erótica en hombres (Masters y Johnson, 1996).

Las etiologías orgánicas del síndrome de aneyaculación son excepcionales e incluyen: agenesia de conductos eyaculatorios, malformaciones prostáticas, tumores de médula espinal, esclerosis múltiple, enfermedad de Parkinson, uremia por nefropatía crónica, hipoandrogenismo severo y otras más.

Las causas más frecuentes de la inhibición eyaculatoria corresponden a factores psicológicos y culturales, tales como: personalidad controladora y obsesiva, autoobservación, hostilidad con la pareja, rasgos "autosexuales", miedos concientes e inconscientes al embarazo, al sida, a las infecciones de transmisión sexual, etcétera.

En la práctica de la sexología clínica, es común encontrar que el varón con inhibición eyaculatoria, sea una persona perfeccionista, puntillosa, obsesiva, que está muy pendiente y concentrado en su desempeño. A diferencia de la disfunción eréctil ansiógena, en que la persona está pendiente de su erección, el hombre con aneyaculación habitualmente observa su coito, por lo que más que un actor se convierte en un espectador de su propia acción; el resultado final es que, en contraste con el varón eyaculador precoz que "se distrae" de su sensación interna, el hombre con inhibición eyaculatoria se concentra excesivamente en su actuación, por lo que la meseta se prolonga hasta diluirse y, por ello, no hay orgasmo ni eyaculación.

El diagnóstico de aneyaculación se fundamenta en una buena historia clínica sexual en la que es básica la declaración del consultante y/o su pareja. Es importante descartar eyaculación retrógrada. En ésta sí hay orgasmo y el líquido seminal se pasa hacia el interior de la vejiga, en vez de salir por la uretra anterior.

En la eyaculación retrógrada a menudo existen factores causales, como complicaciones de resección transuretral de próstata, neuritis diabética y esclerosis múltiple, entre otros menos comunes. Cabe señalar que este tipo de eyaculación puede ser inducido por aprendizaje de control voluntario y propositivo para rituales y costumbres místico-religiosos, como sucede en ciertas vertientes de la disciplina tántrica.

El diagnóstico de la eyaculación retrógrada se realiza por identificación microscópica de espermatozoides en orina, posterior a una sensación orgásmica.

Volviendo al tema de la aneyaculación, su tratamiento consiste en psicoterapia sexual integral y métodos y técnicas específicos. En la primera, se privilegian la exploración de sentimientos, sensaciones y rasgos de personalidad. Se emplea el método conversacional no directivo conocido como *enfoque centrado en la persona*, que puede incluir información pertinente. Asimismo, las técnicas gestáticas y psicocorporales han mostrado gran eficacia.

En cuanto a los métodos y técnicas concretos, se incluyen: entrenamiento autoerótico de simulación coital, técnicas conductuales de desensibilización sistemática hacia la eyaculación intravaginal o intrarectal con la participación de la pareja y diversos métodos de estímulo-distracción simultáneos.

Comentario final

A manera de conclusión, quiero señalar que las alteraciones de la respuesta erótica masculina que se presentan durante la fase de meseta (eyaculación precoz, inhibición eyaculatoria y eyaculación retardada) son disfunciones que en su conjunto pueden considerarse formas variadas de discontrol eyaculatorio que afectan el factor tiempo de la meseta, ya sea anulándola, acortándola o prolongándola.

En general, igual que la gran mayoría de las disfunciones de la vida erótica, son problemas clínicos *con solución*.

La psicoterapia sexual integral constituye el sustrato básico que permite buenos pronósticos y resultados eficaces en períodos relativamente cortos.

Es deseable, por tanto, que el personal médico se capacite y entrene en sexología clínica y terapia sexual, pues ello redundará, sin duda, en beneficios concretos para sus pacientes.

Disfunciones frecuentes en las mujeres

Deseo hipoactivo e inhibido

Expresado en términos sencillos el síndrome de deseo hipoactivo es la atenuación de las ganas eróticas que se traduce en la reducción de la disposición para emprender encuentros sexuales. La inhibición del deseo supone una total apatía sexual, es decir, es la absoluta inexistencia de las ganas de erotizarse. En el primer caso, la reducción del apetito sexual se expresa como dificultad en iniciar o continuar los encuentros eróticos. En el segundo, cuando hay franca inhibición, no existe ningún empeño voluntario de acceder al placer erótico. Como todas las disfunciones eróticas, el deseo hipoactivo/inhibido puede ser una alteración primaria (siempre ha estado presente) o secundaria (se presenta después de un período de funcionamiento adecuado).

No existen estudios suficientes que permitan establecer la prevalencia de estas disfunciones, pero la experiencia clínica muestra datos aleccionadores: LoPiccolo y Friedman (1988) señalan cifras que oscilan entre 36 y 55%. Rosen y Lieblum (1988) reportan 40%. Nathan, en 1986, estimó que la prevalencia en Estados Unidos es de 1 a 35% en mujeres. En México, González (1993) en una serie de 195 pacientes encontró que 29% de las mujeres tenían deseo sexual inhibido. Presumiblemente, hay muchas mujeres mexicanas con ambos síndromes, deseo hipoactivo e inhibido, que no acuden a consulta.

Aunque existen algunos factores orgánicos que pueden ser responsables de algunos casos de apatía sexual, tales como diabetes mellitus, hipertensión arterial, hipoestrogenismo, tumores hipofisiarios y el uso de fármacos del tipo de los antihipertensivos, tranquilizantes, antidepresivos y otros, las etiologías más comunes del deseo sexual hipoactivo/inhibido son producto de la mezcla de factores socioculturales, psicológicos, de aprendizaje y de conflictos en la dinámica de relación de pareja.

La sexóloga mexicana María Antonieta García Ramos ha propuesto un esquema simplificado (García Ramos, 2002) que explica de manera didáctica el complejo etiológico común a diversas disfunciones eróticas femeninas, particularmente la atenuación o supresión del deseo y la anorgasmia (vea cuadro 1).

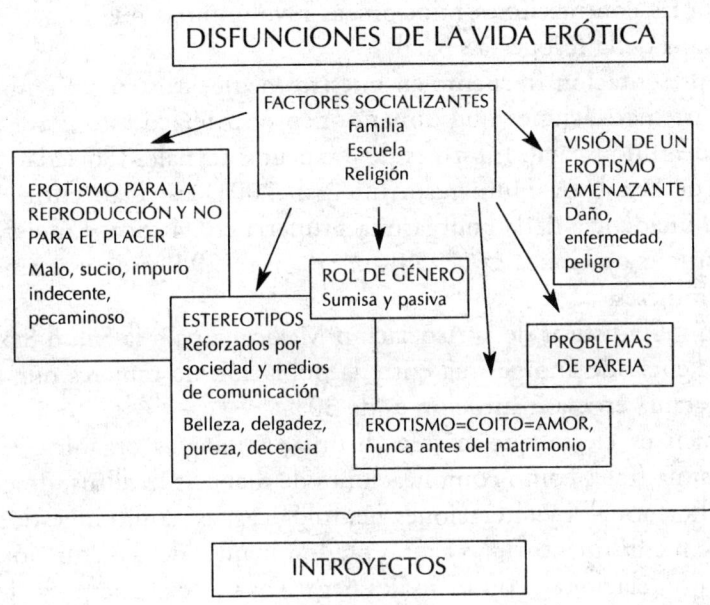

García Ramos, 2002.

Cuadro 1

Los rasgos comunes de este complejo etiológico en la mayor parte de las mujeres que adolecen de estas disfunciones son: autonegación del derecho al placer propiciada por una gran cantidad de prejuicios, falsos mitos, ignorancia y roles de género estereotipados que asocian la posibilidad del goce erótico a lo malo, sucio, degradante o pecaminoso. En las disfunciones del deseo de tipo secundario, se observa con gran frecuencia una historia clínica sexual caracterizada por problemas en la relación de pareja, tales como violencia intrafamiliar, lucha de poder, carencia de comunicación y posición subalterna de las mujeres con respecto de sus parejas. Los preceptos religiosos que consagran a las relaciones sexuales como un simple método de reproducción biológica y desconocen el vínculo placentero que implican, también juegan un papel importante en el deseo sexual hipoactivo/inhibido.

Anorgasmia

La disfunción orgásmica consiste, simple y dramáticamente, en la ausencia de orgasmos. Es decir, la mujer no vivencia la sensación subjetiva de placer que resuelve la tensión sexual propia del deseo, la excitación y la meseta. Habitualmente, la mujer anorgásmica tampoco presenta las contracciones mioclónicas involuntarias que caracterizan a esa etapa de la respuesta sexual.

De presentación frecuente en nuestro medio, existen sin embargo pocas sistematizaciones que dimensionen en México este grave problema de salud sexual. Informes de terapeutas sexuales (Sociedad Mexicana de Sexología Humanista Integral, 2001) calculan entre 40 y 70% la incidencia de la anorgasmia primaria en México. En el ya citado estudio de González (1993), se encontró 29.9% de este síndrome en mujeres.

Según estadísticas de la Asociación Mexicana para la Salud Sexual, la prevalencia de anorgasmia entre la población de mujeres que acuden a terapia en esa institución es de 30%.

Si bien es cierto que existen distintas etiologías orgánicas de la anorgasmia (tales como complicaciones de diabetes mellitus, desequilibrios hormonales y alteraciones neurológicas, así como ingestión de diversos medicamentos), las causas predominantes de la disfunción orgásmica se relacionan con mensajes negativos sobre el cuerpo y el placer que se transforman en introyectos, falta de entrenamiento en las caricias que conducen al éxtasis, carencia de conocimiento de la corporalidad y de sus sensaciones gratificantes, roles de género femeninos estereotipados y miedo o temores inconscientes a perder el control y "dejarse ir".

Los introyectos, ya explicados en otras partes de este libro, operan como consignas de vida que, a decir de la sexóloga mexicana Alma Aldana García (2001), "se graban profundamente en el 'disco duro' de la vivencia individual, no en cualquier disquette... por ello el trabajo terapéutico para revertirlos es arduo".

Algunos de los factores mencionados en el cuadro 1, son igualmente válidos para explicar la génesis de la anorgasmia. A manera de síntesis, García Ramos (2002) ha propuesto un esquema de los introyectos responsables de la mayoría de los casos de anorgasmia (vea cuadro 2).

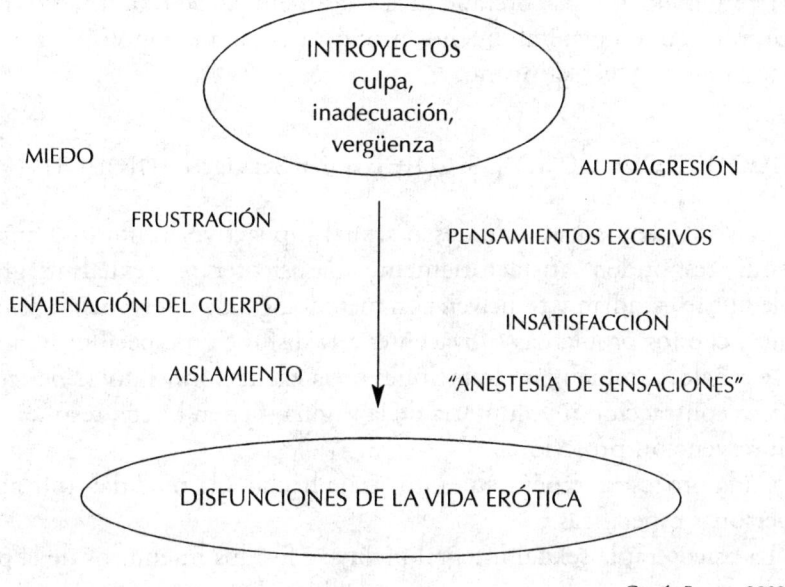

Cuadro 2

Hipolubricación, dispareunia y vaginismo

La ausencia o insuficiencia de la excitación conduce a la carencia o déficit de la lubricación vaginal, lo cual puede implicar dolor al coito o alrededor del mismo (dispareunia). Una de las causas biológicas más frecuentes de hipolubricación es el descenso en la producción de estrógenos propio del climaterio, así como las complicaciones de algunos padecimientos tales como diabetes mellitus y diversas enfermedades sistémicas. Sin embargo, con mayor frecuencia el déficit de excitación obedece a los introyectos ya citados y a la carencia o deficiencia de estimulación adecuada, aun en presencia de un deseo sexual activo.

A veces el dolor de la penetración se asocia con procesos inflamatorios o infecciones locales, entre muchas otras causas de orden fisiológico o patológico.

El vaginismo es la contracción firme e involuntaria del tercio externo de la vagina, lo cual corresponde con frecuencia a una manifestación psicosomática de temores conscientes e inconscientes al acto sexual. A menudo impide o dificulta la penetración y es causa común del llamado matrimonio inconsumado.

La intervención psicoterapéutica y las medidas de tratamiento médico, ofrecen, en general, buenos pronósticos para la hipolubricación, la dispareunia y el vaginismo.

Importancia de la psicoterapia sexual integral

La mayoría de los casos de deseo sexual hipoactivo/inhibido y anorgasmia, responden satisfactoriamente a la psicoterapia sexual integral, en la que se estudian y resuelven con metodología de intervención psicológica, el o los problemas subyacentes a la disfunción específica. Como ya se señaló, tambien las alteraciones de la excitación, el dolor pericoital y la contracción involuntaria de la vagina, tienen buena respuesta a la intervención profesional.

Cada proceso terapéutico es un "traje hecho a la medida" aplicable a personas específicas.

La psicoterapia sexual integral incluye a los dos miembros de la pareja en un proceso dinámico e interactivo; si la mujer no tiene pareja o carece de pareja estable, la terapia se instituye individualmente. Además de la creación de un clima de seguridad y confianza emocionales que le permitan a las personas autoconocerse, explorarse emocional y corporalmente y resignificar su erotismo, la terapia sexual incluye experiencias eróticas enriquecidas (ejercicios específicos) que propician la restauración de una respuesta sexual plena e integrada.

Detallar los ejercicios terapéuticos aludidos, escapa al interés de este escrito. Baste decir que los principios generales de este abordaje integral pueden ser sintetizados en las propuestas de erotismo integral (Barrios, 1995) expuestos en el capítulo 12 de este libro.

La aplicación clínica de estos principios, sumados a los métodos y técnicas concretos para cada disfunción, favorece, con buenos pronósticos, que las mujeres construyan o recuperen su deseo sexual o que encuentren o renueven los caminos que les conducen al placer erótico.

Bibliografía

Aimée Guilhot, M. y A. Létuvé, *Terapia sexual de grupo*, Pax México, México, 1998.

Aldana García, Alma, *Comunicación personal al autor*, México, 2001.

Alpízar Salazar, M., *Guía para el manejo integral del paciente diabético*, El Manual Moderno, México, 2001.

Álvarez-Gayou, J.L., D. Sánchez y Francisco Delfín Lara, *Sexoterapia integral*, El Manual Moderno, México, 1986.

Aversa, A., F. Mazzili, T. Rossi, M. Delfino, A. Isidori, A. Fabbri, "Effects of sildenafil administration on seminal parameters and post-ejaculatory refractory time in normal males", en: *Human Reproduction*, vol. 15, núm. 1, pp. 131-134, January, 2000.

Barrios Martínez, David, "El erotismo integral: una propuesta existencial-humanista", documento para guión de clase, SOMESHI, México, 1995.

—— "Relación de pareja y alteraciones de la respuesta sexual", material del módulo 2: *Trastornos que afectan la salud sexual de la pareja*, del diplomado en sexualidad humana, Asociación Mexicana de Médicos Familiares y Médicos Generales, A.C., Sistema de Educación Continua para el Médico General y Familiar, mayo, 2001.

—— "El sildenafil: la revolución sexual del tercer milenio", en: *Revista Educativa para la Salud*, año 6, núm. 55, México, enero-febrero de 2002.

—— (2002), (2003): Barrios Martínez, David, *Caleidoscopía, espacio de cultura, terapia y salud sexual* (Archivo clínico de casos).

Covián y Rubio (1991), citados en: Rubio, E. y J. Díaz Martínez, "Las disfunciones sexuales". *Antología de la Sexualidad Humana*. Vol. 3, Miguel Ángel Porrúa/CONAPO, México, 1994, p. 234.

Frank, E. Anderson y D. Rubinstein, "Frecuency of Sexual Dysfunction in 'normal' Couples", en: *New England Journal of Medicine*, 299, pp. 111-115, 1978.

García Ramos, Ma. Antonieta, "Anorgasmia, deseo sexual hipoactivo e inhibido", Curso Modular sobre Disfunciones Sexuales, fascículo del módulo 2, Asociación Mexicana de Médicos Familiares y Médicos Generales, A.C., Sistema de Educación Continua para el Médico General y Familiar, México, D.F., marzo de 2002.

González (1993), citado en: Rubio, E. y J. Díaz Martínez, "Las disfunciones sexuales". *Antología de la Sexualidad Humana*, Vol. 3, Miguel Ángel Porrúa/CONAPO, México, 1994, p. 234.

I.A. Abdel Amid, E.A. El Neggar, A-H. El Gilany, "Assesement of as needed use of pharmacotherapy and the pause-squeeze technique in premature ejaculation", *International Journal of Impotence Research*, núm. 13, pp. 41-45, February, 2001.

Jaspersen, Jorge, "Disfunción eréctil, ¿qué es, cómo actúa, cómo se trata?", fascículo del Taller sobre Disfunción Eréctil, Red Nacional de Periodistas, 22 de octubre de 1998.

Kaplan, H. (1989) citada en: Masters, W.H., V.E. Johnson y R.C. Kolodny, *Heterosexuality*, Harper Collins Publishers, Inc, Nueva York, 1994.

Kaplan, H.S., *La eyaculación precoz*, Grijalbo, México, 1997.
—— *Manual ilustrado de terapia sexual*, Grijalbo Mondadori, Barcelona, 1997.
—— *La nueva terapia sexual*, vols. 1 y 2, Alianza Editorial México, reimpresión de 1997, correspondiente a la primera edición de 1990.
—— *The evaluation of sexual disorders*, ed. Brunner/Mazel, Nueva York, 1987.
—— *El sentido del sexo*, Grijalbo, México, 1988.
Kegel, Arnold (1953), citado en: Kaplan, H.S. *Manual ilustrado de terapia sexual*, Grijalbo, Barcelona, 1978, p. 100.
Kinsey, A.C., W.B. Pomeroy y C.E. Martin, *Sexual Behavior in the Human Male*, W.B. Saunders, Philadelphia, 1948.
Lo Piccolo y Friedman (1988), citados en: Rubio, E. y J. Díaz Martínez, "Las disfunciones sexuales". *Antología de la Sexualidad Humana*. Vol. 3, Miguel Ángel Porrúa/CONAPO, México, 1994, p. 218.
Masters, W., V. Johnson y R. Kolodny, *Eros, los mundos de la sexualidad*, Grijalbo, Barcelona, 1996.
Masters, W.H. y V.E. Johnson, *Human Sexual Inadequacy*, Little, Brown, Nueva York, 1970.
Naranjo, Claudio, *La vieja y novísima gestalt*, ed. Cuatro vientos, Santiago de Chile, 1991.
Rosen y Lieblum (1988) citados en: Rubio, E. y J. Díaz Martínez, "Las disfunciones sexuales", *Antología de la Sexualidad Humana*, Vol. 3. Miguel Ángel Porrúa/CONAPO, México, 1994, p. 217.
Rubio Aurioles, E., y J. Díaz Martínez, "Las disfunciones sexuales", en: *Antología de la sexualidad humana*, vol. III, pp. 203-246. Miguel Ángel Porrúa/CONAPO, México, 1994.
Semans, J. y Kaplan, H. Citados en: Kaplan, H.S., *Manual ilustrado de terapia sexual*, Grijalbo, Barcelona, 1978, p. 182.
Semans, J.H., "Premature Ejaculation: a New Aproach", en: *Southern Medical Journal*, 49, pp. 353-358, 1956.
Sociedad Mexicana de Sexología Humanista Integral (2001): Barrios Martínez, David, (Archivo clínico de casos).
Ugarte Romano, Fernando y Javier Barroso Aguirre, "Prevalencia de disfunción eréctil en México y factores de riesgo asociados", en: *Revista Educativa para la Salud*, año 6, núm. 52, México, septiembre de 2001, pp. 8-18.

CAPÍTULO 8

La evolución de la sexualidad en la persona

María Antonieta García Ramos

La sexualidad, por siempre

La sexualidad abarca toda la vida de los seres humanos. No obstante, se puede afirmar que existen momentos críticos que se significan por la importancia de los cambios que en ellos se operan. Entre otras, estas etapas críticas son: *la etapa prenatal*, en la que se lleva a cabo la diferenciación sexual; *la infancia*, en la que se consolida el entrenamiento del género y se aprenden las más significativas normatividades del mundo exterior; *la pubertad*, en la que se logra el crecimiento corporal y se adquiere la potencialidad reproductiva; *la adultez*, en la que puede consolidarse el desarrollo emocional y generalmente se dispone de permisividad social para tener vida en pareja y ejercer la reproducción; por último, *la vejez*, en la que la mujer, después de haber cesado sus ciclos reproductivos, presenta cambios fisiológicos y adaptaciones emocionales en relación con su sexualidad y en la que el hombre, si bien no concluye su potencialidad reproductiva, presenta modificaciones funcionales y adaptaciones psicológicas, ante la nueva situación.

La sexualidad, con sus elementos fisiológicos y somáticos, psicológicos y culturales existe, como realidad o como potencialidad, durante toda la vivencia de la persona, desde la fecundación hasta la muerte.

La bióloga mexicana María Emila Beyer, a propósito de la terapia génica, afirma en su obra *Gen o no gen. El dilema del conocimiento genético* (2002): "Si se considera que la vida inicia varias horas o incluso días después (de la fecundación), cuando el feto se empieza a desarrollar y se forman un corazón, un hígado, pulmones, cerebro, etc., entonces el laboratorio está manipulando un conjunto de células, humanas sí, pero *no un ser humano en toda la extensión de la palabra*" (el subrayado es mío).

Si bien es claro que el proceso de gestación inicia cuando el conglomerado celular llamado blastocisto se anida en la cavidad uterina, es difícil precisar en qué momento del desarrollo arranca el comienzo de la persona, en tanto ser humano. Este arranque consiste en un complejo entramado de construcciones psico-socioculturales no restringidas a aspectos puramente biológicos. El proceso de convertirse en persona tiene programación genética, fenómenos biológicos como la fecundación y el embarazo; dispone, sobre todo, de múltiples experiencias en la vida extrauterina.

Es importante enfatizar que la sexualidad está compuesta por variados y sucesivos procesos no circunscritos sólo a lo coital y reproductivo. Confundir la sexualidad con esos dos únicos elementos lleva a muchas personas a creer que la vida sexual se inicia o puede iniciarse en la pubertad y que, al declinar en la adultez madura, finalmente se extingue en la vejez.

En este capítulo me ocuparé de la sexualidad como un proceso psicológico y cultural, es decir, una construcción social que tiene bases biológicas y anatomo-funcionales. La sexualidad es perenne en la vida de la persona, tiene cambios críticos, expresiones e inhibiciones, pero en ninguna forma podría decirse que tiene un principio nítidamente definido y un final anterior a la muerte.

La diferenciación sexual da origen al dimorfismo sexual, es decir, a las diferencias morfológicas y funcionales de los sexos femenino y masculino. Esta diferenciación es un fenómeno prenatal. Hay también dos hechos post-natales de diferenciación sexual: la asignación del sexo, de acuerdo con el fenotipo o características físicas, y la aparición y desarrollo de los caracteres sexuales secundarios (ver cuadro 1).

El primer evento de la diferenciación sexual ocurre desde el momento de la fusión de los gametos (óvulo y espermatozoide), con el consecuente intercambio de material genético. La programación del sexo que tendrá el ser producto de un embarazo depende de los genes heredados por sus padres, *más específicamente de su padre*, como veremos más adelante.

Para entender cabalmente los procesos básicos de la diferenciación sexual es necesario tener en cuenta algunos elementos esenciales:

1. Las células humanas contienen 46 cromosomas cada una, es decir, 23 pares iguales, excepto las células llamadas gametos (óvulo y espermatozoides), que contienen únicamente 23 cromosomas en total.

Los dos cromosomas de los gametos se llaman sexocromosomas, en tanto que los otros 22 pares se denominan autosomas.
2. En cuanto a los sexocromosomas de las mujeres, estos dos son alargados, muy parecidos entre sí y se les llama cromosomas *x*. En los hombres, uno de ellos es un cromosoma largo *x* y el otro muy corto *y*.
3. El sexo genéticamente programado está determinado por un gen situado en el cromosoma *y* (actualmente se le conoce como gen SRY) y por diversos genes autosómicos. En su conjunto, a esta determinación genética se le conoce como *factor determinante del testículo* (FDT).
4. Si alguien posee un cromosoma *y* e interviene el FDT, se desarrollará un varón. Si no tiene un cromosoma *y*, no interviene el FDT, y previsiblemente se desarrollará una mujer.
5. Al producirse los gametos, se reduce a la mitad el número de cromosomas en un proceso llamado meiosis: en efecto, como ya se señaló antes, tanto el espermatozoide como el óvulo contienen sólo uno de cada par de cromosomas, con un total de 23. El espermatozoide recibirá un cromosoma *x* o uno *y*, pues las células masculinas paternas que lo producen contienen un *x* y un *y*. El óvulo siempre recibirá un *x*, ya que las células maternas que lo producen, al ser femeninas, contienen dos *x*.
6. Durante la fecundación, al fusionarse los gametos, los cromosomas de ambos se unen para restaurar el total de 46 cromosomas.
7. Si el espermatozoide que fecundó al óvulo tiene un cromosoma *x*, el embrión será *xx* y evolucionará hacia mujer. Si el espermatozoide fecundante contiene un *y*, el embrión será *xy* y evolucionará hacia hombre. Por ello se dice que la programación del sexo depende esencialmente del papá.
8. Puede decirse que la diferenciación sexual humana es relativamente espontánea hacia la feminización y relativamente accidentada, incierta, hacia la masculinización.

La diferenciación sexual prenatal se produce, en términos generales, entre la sexta y decimocuarta semana de desarrollo embrionario (recuerde el lector(a) que un embarazo dura aproximadamente 40 semanas). Antes de la sexta semana de desarrollo no hay diferenciación sexual, es decir, independientemente de la programación genética del sexo, los embriones que más adelante serán mujeres o varones son indiferenciados o bipotenciales antes de la sexta semana de gestación. De

Cuadro 1. Diferenciación sexual

Diferenciación prenatal primaria:
1. Cromosómica
2. Génica
3. Gonodal
4. Hormonal
5. Neural

Diferenciacion prenatal secundaria:
6. De órganos sexuales internos
7. De órganos sexuales externos

Diferenciacion post-natal:
8. De asignación social (por fenotipo)
9. De caracteres sexuales secundarios (a partir de la pubertad)

hecho, el órgano precursor de los ovarios o los testículos, se llama gónada indiferenciada.

A partir de la sexta semana, un grupo de genes comunes da inicio al desarrollo gonadal: uno de los genes de las células de soporte da la orden de activación del gen SRY y, posiblemente, de otros genes autosómicos. Si el embrión es femenino, el gen SRY no está presente y por lo tanto la orden de activación es ignorada. En este caso la gónada se desarrolla como ovario, ya que no interviene el factor determinante del testículo. En el caso de que sea un embrión masculino, el FDT actúa en la gónada indiferenciada en desarrollo para convertirla en testículo, pues en esta situación sí hay respuesta a la orden de activación que el gen SRY tiene codificado.

El proceso de masculinización del embrión antes indiferenciado, incluye: diferenciación de las células de Sertoli o de soporte que en la pubertad nutrirán a los espermatozoides en desarrollo; producción de células intersticiales o de Leydig que producirán los andrógenos; elaboración de hormona inhibidora mülleriana (también llamada sustancia de Jost u hormona antimülleriana), que evita la formación de los órganos sexuales internos femeninos: útero, tubas uterinas (también llamadas trompas de Falopio), cuello uterino y tercio interno de la vagina. Esta hormona antimülleriana bloquea el desarrollo de los conductos de Müller, estructuras embrionarias comunes que son las precursoras de los órganos internos pélvicos femeninos.

Cuadro 2. Diferenciación sexual

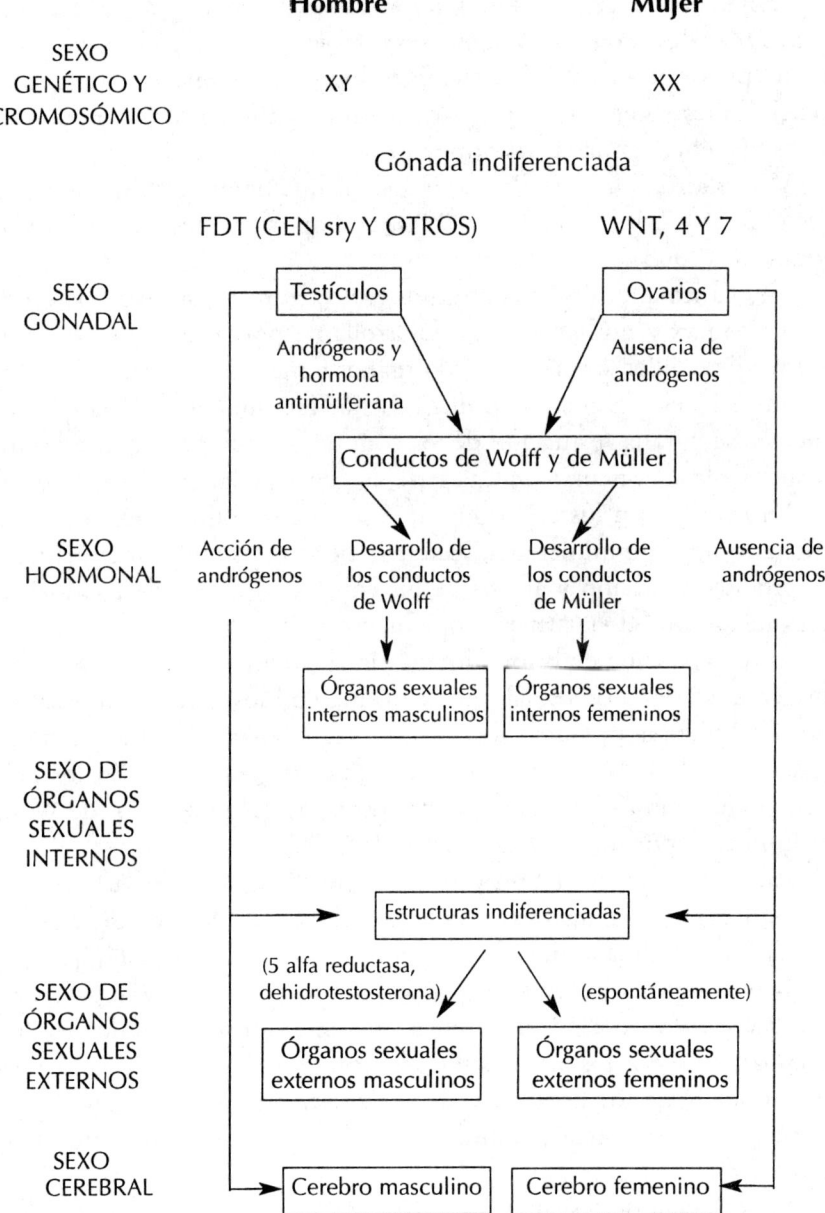

Las células intersticiales o de Leydig segregan los andrógenos, el principal de los cuales es la testosterona. Una de las acciones de estas hormonas es la de controlar la actividad de algunos genes.

Se han reconocido tres grandes áreas de diferenciación sexual: órganos sexuales internos, órganos sexuales externos y cerebro. No obstante, para que esta diferenciación se logre, son esenciales otras diferenciaciones sujetas a programación previa: diferenciación cromosómica, genética, gonadal y hormonal.

Vea cuadro 2: García-Ramos, 2003 (Esquema modificado de Fuertes Martín y López Sánchez (1997), con aportaciones de García-Cavazos, R. (2003).

En cuanto a los órganos internos (vea cuadro 3), si los sexocromosomas son *xx* y no hay FDT, se desarrollan espontáneamente los conductos de Müller, originando los órganos femeninos internos. Recientes investigaciones ponen en duda dicha "espontaneidad", ya que indican que para la formación de los conductos müllerianos, resulta indispensable el concurso de una serie de genes de la serie Wnt (4 y 7).

En cambio, en los embriones que serán masculinos, actúa la hormona inhibidora mülleriana, secretada por los testículos incipientes y se produce regresión y atrofia de los conductos de Müller; todo esto estimulado por el FDT (más propiamente, gen SRY).

Otro precursor embrionario común, los conductos de Wolf, dan origen a los órganos sexuales internos masculinos, para cuyo desarrollo se requiere la presencia de testosterona, la cual es detectable en los fetos masculinos a partir de los dos meses de gestación. En los embriones femeninos que no tienen testosterona, los conductos de Wolff se inhiben y por tanto, no se desarrollan.

Para que se desarrolle un varón, el embrión, mediante la hormona inhibidora mülleriana, desactiva los conductos de Müller. Si esta sustancia, la hormona antimüllerina falta o es ineficaz, pero están presentes la testosterona y otros andrógenos, lo previsible es que se produzca un *estado intersexual*; esto significa que en el embrión se desarrollen una parte o todos los órganos sexuales internos de ambos sexos. La diferenciación de los órganos sexuales externos también se produce a partir de un precursor común: el surco o membrana urogenital (vea cuadro 3).

En ausencia de testosterona, partes del tejido en torno a la membrana urogenital se transforman en clítoris, labios mayores y labios menores. Si existe testosterona, la transformación será masculina, ya que del surco o membrana urogenital se originarán el glande, el cuerpo del pene y el escroto.

No es posible que una persona tenga al mismo tiempo órganos sexuales externos femeninos y masculinos, pero sí es posible otro tipo de intersexualidad en la que el individuo tenga órganos sexuales externos intermedios entre hombre y mujer: existe una alteración genética conocida como hiperplasia suprarrenal congénita, en la que las glándulas suprarrenales, que también secretan andrógenos, lo hacen en exageradas cantidades. En los embriones femeninos se masculiniza el exterior; sus órganos internos no se afectan, pues la diferenciación de éstos ocurre relativamente pronto, antes de que haya funcionalidad suprarrenal.

Se considera que el cerebro, que también se diferencia sexualmente en forma tardía, podría masculinizarse parcialmente si hubiese una alta cantidad de andrógenos.

Cuadro 3. Diferenciación sexual

Órganos internos

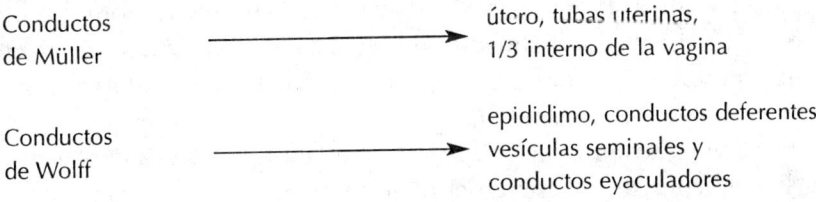

| Conductos de Müller | → | útero, tubas uterinas, 1/3 interno de la vagina |
| Conductos de Wolff | → | epidídimo, conductos deferentes, vesículas seminales y conductos eyaculadores |

Órganos externos

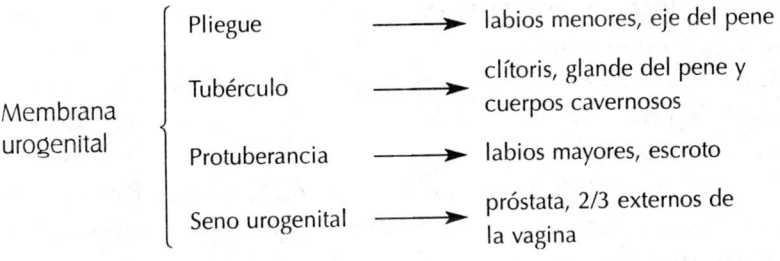

Membrana urogenital	Pliegue	→	labios menores, eje del pene
	Tubérculo	→	clítoris, glande del pene y cuerpos cavernosos
	Protuberancia	→	labios mayores, escroto
	Seno urogenital	→	próstata, 2/3 externos de la vagina

Para la diferenciación de los órganos sexuales externos masculinos, es necesario que concurran varias situaciones. Los tejidos donde se desarrollarán dichos órganos contienen una enzima, la *5-alfa reductasa*, que convierte a la testosterona en otra sustancia, la *dehidrotestosterona*, que es la única que puede ligarse eficazmente a otro elemento muy importante, una proteína llamada *receptor de andrógenos*, cuyo papel es el de reconocer y fijar a los andrógenos. Por ello se considera a la dehidrotestosterona como la sustancia verdaderamente virilizante de los órganos sexuales externos.

Si falta o no funciona el receptor de andrógenos, no sucede la virilización externa. Puede ocurrir otro tipo de estado intersexual cuando el embrión cromosómicamente masculino carece de 5-alfa reductasa; en este caso, los órganos internos serán masculinos, pero los externos, insuficientemente masculinizados, serán femeninos o ambiguos, es decir, intermedios entre femeninos y masculinos. Se ha observado la presencia de una condición clínica llamada *síndrome de la 5-alfa reductasa*. Éste consiste en que, a propósito del caso anteriormente citado, durante la pubertad los andrógenos circulantes hacen que los órganos sexuales externos respondan a su influjo y que "la niña cambie de sexo" (de femenino a masculino).

A título de síntesis: la diferenciación sexual en la vida intrauterina se produce entre las semanas 6ª y 14ª del desarrollo embrionario. En éste, un producto originalmente indiferenciado se convierte ya sea en mujer (proceso *cuasi* espontáneo) o en varón (proceso complejo que requiere una serie de eventos).

En la vida extrauterina se lleva al cabo la asignación de sexo-género, la cual consiste en que en el período neonatal, casi siempre poco tiempo después del nacimiento, se designa al nuevo ser como varón o como mujer, dependiendo de las características físicas, más específicamente de la apariencia de los órganos sexuales externos. En ocasiones la asignación puede ser equivocada o dudosa; piénsese por ejemplo en un caso de hiperplasia suprarrenal en la que el bebé presenta órganos sexuales externos ambiguos.

Otra fase de la diferenciación sexual sucede en la pubertad: el surgimiento de los caracteres sexuales secundarios. En la mujer los ovarios comienzan a secretar niveles elevados de estrógenos, los cuales hacen que el cuerpo complete su diferenciación femenina. Para el cumplimiento de la diferenciación masculina, los testículos secretan cantidades altas de testosterona.

Vida extrauterina inicial y desarrollo del *self* (sí mismo)

Es de mi interés comentar aquí algunos aspectos fundamentales en la evolución de la sexualidad personal, correlacionándolos con la teoría de la personalidad emanada del enfoque centrado en la persona, de Carl Rogers.

Hay diferentes expectativas previas al nacimiento de un nuevo ser, las cuales varían de acuerdo con las circunstancias personales de la mujer y el hombre embarazados. (Creo que cuando existe la gestación, ésta es cuestión de dos personas que deben asumir la responsabilidad de proporcionar y vigilar el bienestar total de ese ser. Si se trata de un embarazo deseado, las responsabilidades habrán de prolongarse para garantizar, en la medida de lo posible, el bienestar físico y emocional de la criatura. Si el embarazo es no deseado, ambos miembros de la pareja responsable o sólo la mujer, si no forma pareja, tendrían que hacerse cargo de las decisiones pertinentes: proseguir o interrumpir voluntariamente el embarazo. Creo personalmente que ante una discrepancia en la decisión, ésta le compete en última instancia a la mujer.)

Me he referido a condicionantes de expectativas; esas circunstancias pueden presentar una serie de variantes: si el embarazo es planeado, deseado, esperado, o si no; si existe o no estabilidad económica y si hay o no equilibrio emocional; si el medio sociocultural donde se desenvuelven los futuros padres es favorable o no lo es; si existe apoyo del entorno social o no, y muchos otros "etcéteras".

Las expectativas varían también en casos de adopción, sea cual sea el género del que realiza el trámite.

Con estas ideas de qué y cómo va a ser ese nuevo ser, se inician también una serie de actitudes y actividades conducentes. En nuestra cultura los padres empezarían con la adquisición de la ropa y los accesorios de un color acorde al sexo esperado, si las compras son anteriores al nacimiento, o específico de acuerdo con la situación emergente: azul para niños y rosa para niñas. En algunos casos, para no errar, se utiliza el amarillo, beige, blanco o verde. Al potencial nuevo ser se le hacen regalos o se le compran juguetes según lo establecido para cada sexo y por supuesto, con el nacimiento esto se exacerba. La familia (madre, padre, o quienes la conformen) empieza a cuidar y educar al niño o a la niña transmitiendo, con palabras y actitudes, los conocimientos, normas, creencias y valores que tiene arraigados.

Generalmente al bebé se le envuelve en una cobija para inmovilizar sus manos durante los primeros meses de edad, con la finalidad de que no se rasguñe, no se espante, no se enferme y no se meta la mano a la boca. Como es chiquito es importante enseñarle que no se toque, pues se supone que ese ser inocente carece de sexualidad, no tiene erotismo y si toma contacto con su cuerpo, será nocivo para su desarrollo.

Hay en estas actitudes y conductas una profunda ignorancia sobre lo que es sexualidad y la necesidad en los pequeños de explorar su cuerpo.

En realidad los niños hacen caso a su *sabiduría organísmica*, atienden sus necesidades básicas que les producen placer y pasan el tiempo disfrutando su corporalidad. Habitualmente los adultos les enseñamos a desatender esas necesidades propias y a estar en el *deber ser* (lo que deben hacer o no, de acuerdo con requerimientos externos).

Es importante señalar que la sexualidad se va construyendo en un proceso permanente y evolutivo que, desde la visión del existencial-humanismo, habrá de ser respetado en tanto forma parte del fenómeno de convertirse en persona. Antes de la pubertad existen hechos sexuales y exploraciones del erotismo en niños y en niñas, por lo que es útil tomar en cuenta algunos comportamientos comunes y ciertas actitudes propositivas en los adultos que ayudan a que, entre los 0 y 12 años, niñas y niños se desarrollen sin elementos que más adelante den lugar a culpas, vergüenzas e inadecuaciones.

Llamamos *introyectos* a las consignas sociales, preceptos, mandatos, moralidades externas, que la persona aprende sin que tenga coincidencia ni con su sabiduría organísmica ni con su experiencia de vida. Un introyecto típico produce en el individuo una especie de efecto de "toxina", en el que si bien puede ser aceptado desde la razón, el organismo total tiende a rechazarlo. Así por ejemplo una chica puede haber aprendido que "es pecado" tener relaciones sexuales antes del matrimonio y, sin embargo, experimentar intensos impulsos eróticos que han de ser reprimidos. Esta chica que reprime su libido ha aceptado un "deber ser" que no es suyo, es decir, pretendiendo ignorar su sabiduría del organismo, cancela una porción de su sexualidad. Para una mujer en tales condiciones, lo que sería congruente es que ejerciera su erotismo libre y responsablemente. Los introyectos, que pueden ser fácilmente identificables porque comúnmente se caracterizan por la presencia de vergüenza, culpa y sensaciones de inadecuación, son obstáculos en el desarrollo de la sexualidad personal.

El siguiente cuadro puede ilustrar algunas conductas frecuentes en el desarrollo sexual y una serie de posturas adultas que contribuyen a un proceso de convertirse en persona libre de interferencias y malestares emocionales.

Desarrollo sexual infantil

Rango de edad	Conductas comunes	Actitudes y acciones humanistas en adultos
0-1½ años	Erecciones del pene y del clítoris. Búsqueda visual y apego corporal con quienes manifiestan afectividad. Contacto con el propio cuerpo. Masturbación. Inicio de actividades lúdicas.	Brindar actitudes, gestos y palabras afectivas. Propiciar el contacto corporal. Aceptación implícita de que la o el bebé es un ser sexuado. No prohibirle autotocamientos.
1½-3 años	Exploración del cuerpo propio y visualización de otros cuerpos. Búsqueda y hallazgo de las diferencias de los cuerpos masculino y femenino. Apreciación de las funciones de los esfínteres anal y urinario. Acentuación e interés en el juego.	Aceptar el autoerotismo y el interés en los órganos sexuales y en los esfínteres. Respuestas claras a las dudas sobre las diferencias corporales. Flexibilidad en torno al uso de bacinicas y sanitarios. Estimular lo lúdico y participar en los juegos, sin sexismo.
3-6 años	Juegos sexuales y entrenamiento de roles de género: "la casita", "médicos y enfermeras", "el papá y la mamá", etc. Preguntas frecuentes sobre reproducción y nacimiento. Curiosidad por compartir el baño y la cama con los adultos. Autoerotismo por frotamientos.	Aceptación de los juegos intergenéricos, sin imposición de roles y sin prohibiciones. Contestar clara y sencillamente a sus cuestionamientos, sin eufemismos. Con palabras y actitudes, proponer respeto al propio cuerpo y al de los demás. Proponer que la autoexploración sea privada.
6-9 años	Etapa "preguntona" sobre sexualidad: coito, casamiento, homosexualidad, anticonceptivos, caricias. Chistes alusivos a las prácticas sexuales. Enamoramientos y noviazgos informales. Afición inicial por el material sexualmente implícito. "Clubes de Tobi y la Pequeña Lulú".	Contestar, sin falacias ni mitos lo que se sabe al respecto. Si no se sabe, buscarlo junto con ellos o referirlo con quien lo sepa. Desalentar chascarrillos sexistas, homofóbicos o misóginos. Contextualizar las experiencias de noviazgo y de caricias, en un ámbito de respeto, sentimientos y acepta-

continúa ⟶

continuación ⟶

9-12 años	Interés y zozobra por el desarrollo corporal, la estatura y el peso. Menarquia y primeras poluciones nocturnas. Masturbación centrada en los órganos pélvicos, hasta llegar al orgasmo. Atracción por personas del otro o el propio género, con actitud paradójica: inhibición o aislamiento.	tación del placer. Desmitificar la llamada pornografía. Promover actitudes no sexistas. Hablar clara y concretamente, en un clima de confianza, sobre los cambios puberales. Mostrar actitudes de aceptación del placer. Contrarrestar mitos y falacias sobre la nocividad de la atracción y la homosexualidad. Propiciar información sobre prevención de infecciones de transmisión sexual (ITS) y embarazos no deseados. Respetar su timidez y espacios de privacía.

Uno de los aspectos más importantes del desarrollo infantil consiste en la adquisición y evolución del *self o sí mismo*.

El sí mismo es lo que considero *ser yo*, los atributos que poseo, las características que según yo conforman mi personalidad. "Es una configuración organizada de las percepciones que la persona tiene de sí misma; estas percepciones son admisibles a la conciencia". (Rogers)

Es una estructura plenamente consciente que no incluye contenidos inconscientes o no simbolizados en la conciencia; por supuesto, implica una serie de valores y normas que la persona considera propios. Cabe decir que el self representa sólo un segmento del campo fenomenológico del individuo.

El sí mismo se estructura desde la temprana infancia mediante la interacción del bebé con el ambiente, especialmente en la relación valorativa con los demás. A medida que el infante, independientemente de su género, se interrelaciona con el entorno inmediato, va construyendo conceptos relativos a sí mismo, acerca de su ambiente y la relación con este último. Se produce entonces una *respuesta organísmica*: los sistemas de valoración personal que derivan de la propia evaluación del infante. Los niños muy pequeños suelen no equivocarse en su evaluación, pues perciben su experiencia como una realidad; hay congruencia y el infante al propio tiempo que desarrolla su *tendencia actualizante*, atribuye un valor positivo a las situaciones y vivencias que favorecen a su organismo y otorga un valor negativo a aquellas vivencias y situaciones que perjudican el mantenimiento y enriquecimiento orgánico. Por ende, este infante propende a buscar las experiencias a las que adjudica un valor positivo. Se va desarrollando de esta manera un doble sistema de sobrevivencia y avance personal: el *sistema innato de motivación* o tendencia actualizante, en la que el niño o la niña no requiere de motivación externa y el *sistema innato de control o sabiduría organísmica*. Esta última, que es una forma de valoración interna, hace innecesario un control exterior al individuo, pues su experiencia organísmica constituye su único y mejor control. Al mismo tiempo, en el menor emerge la congruencia dada por la coincidencia entre su experimentación constante y su propio juicio, o mejor aún, el impacto en su organismo que le lleva a entender internamente lo que le gusta y lo que le desagrada, aunque aún no tenga ni la capacidad ni los símbolos verbales para expresarlo. El bebé pronto se da por incluido vivencialmente en el esquema de valoración con el que los demás lo ven.

Una de las experiencia infantiles de mayor valor es que el bebé sea amado por sus padres. La autopercepción del bebé es la de sentirse merecedor de amor, se estrecha el vínculo afectivo con sus figuras protectoras y vive el hecho con gran placer.

Si bien al principio la *totalidad de la realidad del lactante son sus propias vivencias*, a lo largo de este proceso vital va diferenciando sus vivencias entre sí; es decir, comienza a simbolizar, a ver su conducta como un hecho independiente. Al hacerlo, se da arranque a la experiencia de sí mismo como ente autónomo, pues diferencia ahora la realidad que constituye su entorno de su propia individualidad. Esa experiencia se convierte en el self o sí mismo, el cual se constituye en un objeto perceptivo. Simultáneamente a la construcción del self, aparece la necesidad de *aceptación incondicional* por parte de las demás personas. Esta forma de respeto o consideración positiva es una necesidad generalizada, aunque ignoremos si es innata o aprendida.

Aunque es posible que haya niñas y niños que obtengan total aceptación y estima (en cuyo caso no existen condicionantes valorativos y estos niños se autopercibirán bien, independientemente de cualquier experiencia externa, manteniendo su bienestar psicológico), lo cierto es que con mayor frecuencia los padres y otras figuras de autoridad otorgan condicionantes valorativos para la aceptación de los infantes. Desventuradamente es excepcional que un niño reciba amor no condicionado.

A las niñas y niños solemos valorarlos mal si su comportamiento no corresponde a una normatividad, si su rendimiento académico no es óptimo, si sus gustos alimentarios o vestimentales no se ajustan a determinados patrones, si su aspecto físico se aleja de estereotipos de belleza, etcétera.

Por el contrario, valoramos bien algunos comportamientos infantiles cuando éstos corresponden a valores, normas e imposiciones adultas.

De esta manera, el lactante, el preescolar, el niño pre-púber incorpora a su sí mismo una gran cantidad de condicionantes valorativos que le hacen vulnerable, ansioso, inseguro, ante la amenaza tangible o no de enfrentar las experiencias adversas a dichas condiciones.

El ser en desarrollo aprende así a darle valor afirmativo a los comportamientos y experiencias vitales que se consideran positivas por el entorno; de igual forma, otorga valor negativo a aquellas conductas y vivencias que el entorno inmediato no toma en cuenta, rechaza o reprime.

Las necesidades esenciales de recibir aceptación incondicional, de auto-apreciación y de libertad interna para actuar, son perennes en el proceso de convertirse en personas. No obstante, como la persona en proceso ya ha aprendido que hay vivencias "buenas" y vivencias "malas", empieza, desde etapas tempranas de su desarrollo, a percibir, con algo de distorsión, sus experiencias de manera selectiva. Dicho de otro modo: desde niños empezamos a tener incongruencia entre el self, o concepto de sí mismo, y la experiencia real.

La persona incongruente se muestra angustiada, ya que no podrá satisfacer sus condicionantes de valor. Tendrá también que exhibir una serie de defensas psicológicas para intentar desaparecer la angustia. Carl Rogers muestra un ejemplo que puede ser ilustrativo al respecto: "Yo no cometí ese error, en realidad las cosas pasaron así...". Estamos en presencia de una típica situación de *racionalización*, que implica una clara distorsión en la percepción para conseguir que haya total concordancia entre el autoconcepto ("soy tan eficiente que no puedo equivocarme") y el comportamiento concreto (en realidad, el sujeto cometió un error).

En un esquema de Richard H. Price, modificado por David Barrios (esquema 1), se muestra el origen de las defensas conductuales, según Rogers.

La profundidad de la incongruencia entre el sef y la experiencia organísmica puede ser de leve a muy intenso, según las conductas defensivas sean eficaces o no. En este último caso, más que hablarse de una distorsión de la vivencia, ésta queda totalmente simbolizada, lo cual puede representar una franca desorganización de la personalidad, ya que los símbolos de la persona no corresponden a la experiencia interna. De acuerdo con Rogers, las situaciones de desorganización implican comportamientos disímbolos: en ocasiones la persona actúa en concordancia con su self y en otras, conforme a las experiencias distorsionadas. En ambas circunstancias estamos en presencia de *pautas crónicas de detención* que podrían evolucionar, según su gravedad, a procesos psicopáticos. Otro esquema de Price, modificado por Barrios, presenta el origen de los comportamientos desorganizados (esquema 2).

Vale señalar que en las situaciones de comportamiento desorganizado, la discrepancia entre la experiencia organísmica y el self es de tal intensidad, que los mecanismos psicológicos de defensa (proyección, racionalización, etc.) ya no pueden ponerse en práctica; por lo tanto, la desorganización del comportamiento (y por ende, de la personalidad) puede derivar en la alteración o negación del self actual.

Carl R. Rogers afirma que la incongruencia aludida se concreta en una discordancia entre el yo y la experiencia concreta, lo cual origina las pautas crónicas de detención o neurosis. El objetivo de la terapia en el enfoque existencial-humanista sería la creación de un ambiente idóneo para que la persona se autoexplore y vaya consiguiendo una congruencia o integración entre su sí mismo y la experiencia concreta.

Rogers y otros pensadores humanistas le dan preeminencia a las condiciones de valoración en la causa de la infelicidad humana. Por esta razón, la causa fundamental de los problemas emocionales de los seres humanos no es tanto el propio individuo, sino la colectividad y el proceso de socialización. No obstante, la terapia centrada en la persona apunta a las necesidades propias, organísmicas del individuo, contribuyendo a su responsabilización por el simple hecho de que sólo la persona puede hacerse cargo de sí misma, no del entorno ni de otras personas, las cuales sólo pueden modificar su actitud y su conducta, si así lo deciden.

El erotismo, facultad humana de generar y compartir una forma peculiar de placer (deseo, excitación y orgasmo) es por supuesto un fenómeno que si bien posee bases biológicas, procede de una amplia construcción psico-socio-cultural. Es, un su esencia y en sus manifestaciones, un producto exquisito del proceso de convertirse en persona.

Esquema 1. Origen de las defensas conductuales

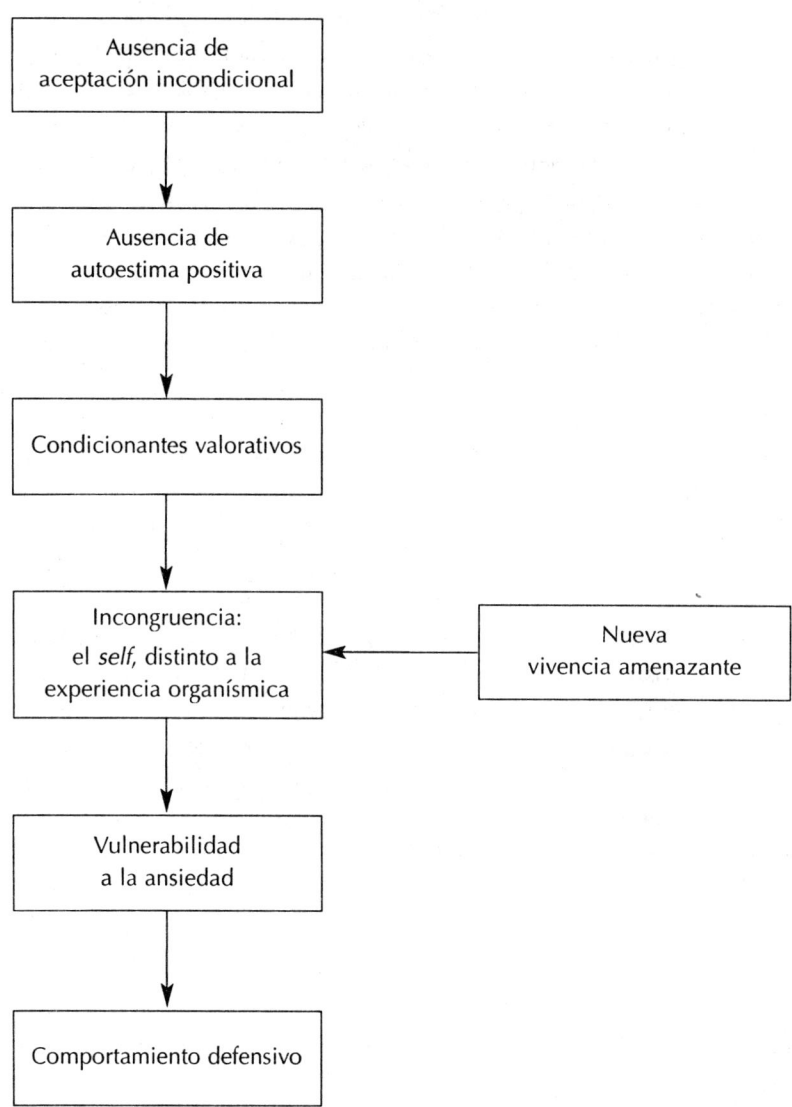

Richard H. Price (1978), modificado por David Barrios (1994).

Esquema 2. Origen de la desorganización de la personalidad y la conducta

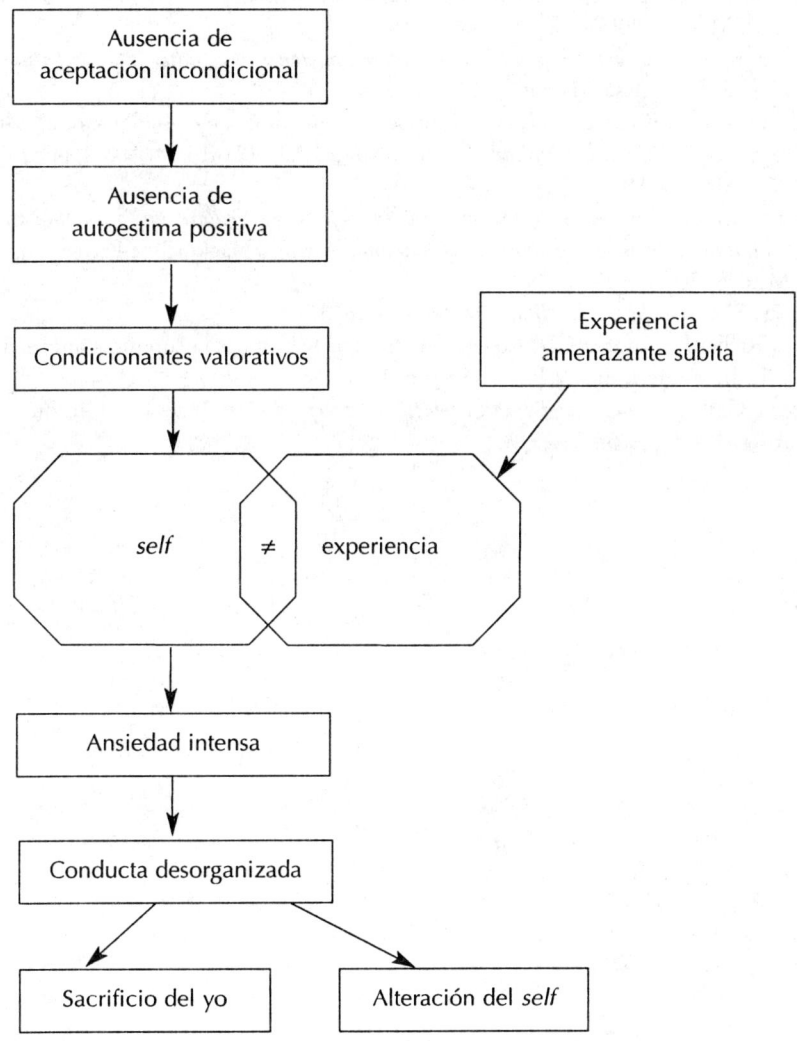

Richard H. Price (1978), modificado por David Barrios (1994).

Bibliografía

Beyer Ruiz, María Emilia, *Gen o no gen. El dilema del conocimiento genético*, Lectorum, México, 2002.

Fuertes Martín, A. y F. López Sánchez, *Aproximaciones al estudio de la sexualidad*, Amarú Ediciones, Salamanca, 1997.

García Cavazos, Ricardo J., "Dimorfismo sexual humano: la base biológica", en: *Antología de la sexualidad humana*, tomo I, Miguel Ángel Porrúa/CONAPO, pp. 237-266, México, 1994.

García Cavazos, R.J. y cols., *Caracterización de defectos moleculares que ocasionan anomalías del sistema reproductivo en el humano*, Instituto Nacional de Perinatología, México, 2003.

Le Vay, Simon, *The Sexual Brain*, M.T.I., Boston, 1993.

Price, Richard citando a Carl Rogers, en: "Perspectivas sobre la conducta anormal", edit. Interamericana, México, 1981, p. 144.

Rogers, Carl, *Terapia, personalidad y relaciones interpersonales*, Nueva Visión, Buenos Aires, 1985, pp. 63-81.

CAPÍTULO 9

Crisis de la edad madura y salud sexual

¿Cuál es la crisis de la edad madura?

Si bien hay definiciones modernas y cada vez más precisas de lo que es salud en general y salud sexual en particular, el concepto que propuso la Organización Mundial de la Salud (OMS) sobre la segunda en 1975, sigue gozando de aceptación por su sencillez y es la que servirá de referencia básica para este capítulo: "Salud sexual es la integración de los aspectos somáticos, emocionales, intelectuales y sociales del ser humano sexual, en formas que sean enriquecedoras y realcen la personalidad, la comunicación y el amor". Al respecto, la Federación Mexicana de Educación Sexual y Sexología (FEMESS), en su Declaración de Principios dada a conocer en 1996, señala entre otros aspectos que "el desarrollo de toda persona requiere de una vivencia de la sexualidad libre de conflictos y angustia, que posibilite su crecimiento individual y su acceso al placer sexual. La sexualidad humana está presente en todas las épocas de la vida, es integradora de la identidad y contribuye a producir vínculos interpersonales. La reproducción biológica es uno de los elementos que conforma la sexualidad humana, pero no es su único fin. Reconocemos el derecho del ejercicio de la sexualidad sin finalidad reproductiva".

Uno de los temas más importantes relacionados con la salud sexual, su conservación y la prevención de los factores que la menoscaban, es la llamada *crisis de la adultez madura*.

Aunque no existe un estricto criterio cronológico para establecer el inicio de la edad mediana, convencionalmente se considera que en el mundo occidental este período de vida se presenta alrededor de los cuarenta a los sesenta años, habida cuenta que la esperanza de vida ya rebasa los setenta años y que la pirámide poblacional tiende a consolidar tanto la presencia de gente joven como la de adultos maduros.

La persona que cursa la quinta década de la vida, es decir, entre los cuarenta y los cincuenta años de edad, se halla en el inicio de una crisis de transición entre la adultez plena y lo que genéricamente llamaríamos vejez o "tercera edad".

Se trata de un período de la vida en el que las mujeres y los hombres "son lo suficientemente jóvenes para no ser considerados viejos y lo suficientemente viejos para no ser considerados jóvenes". El resultado es una especie de vivencia limítrofe en la que no se ocupa lugar específico, en cierto modo parecida a otra crisis de vida: la llamada adolescencia.

Muchos consultantes de psicoterapia y terapia sexual acuden a ayuda profesional ante una situación que les desespera, pues han sido excluidos del mundo del trabajo y las oportunidades de avance social y han dejado atrás, para siempre, las delicias y ventajas que supone la dorada juventud.

En nuestra cultura se exalta la juventud como la etapa climática de la vida; así, se ha consagrado este período como el ideal, la cima del proceso vital. Los estereotipos personificados de vigor, fortaleza, optimismo, belleza y casi todas las cualidades consideradas como positivas, son mostrados por los medios de comunicación social a través de una serie de imágenes en las que se muestra a mujeres y hombres lozanos, alegres, deportistas, atractivos, etc., y que tienen como rasgo común, el ser jóvenes.

Si la adultez joven es la cima de la vida, por inferencia lógica, las etapas que siguen serían decadentes. Por ello no es extraño que si la persona ha dejado atrás la etapa de la juventud, empiece a instalarse en una crisis y a sufrir sus consecuencias.

La persona con madurez adulta encara situaciones hasta esa etapa no vividas, como el deterioro físico, la necesidad de aprovechar el tiempo al máximo, el miedo a la muerte que antes era o se percibía lejana y una serie de cambios orgánicos y emocionales que les confrontan con una realidad generalmente no deseada.

Una serie de afecciones físicas comunes efectivamente se presentan con mayor frecuencia desde la edad mediana y no antes, por ejemplo: hipertensión arterial, complicaciones de la diabetes mellitus, enfermedades del corazón y los vasos sanguíneos, distintos cánceres como el de próstata y el del cuello uterino, ateroesclerosis, artritis y problemas ácido pépticos como las gastritis y úlceras duodenales y estomacales.

El tomar conciencia de una mayor susceptibilidad para el desarrollo de las enfermedades llamadas crónico-degenerativas, a menudo conlleva ansiedad y cambios del estado de ánimo, lo cual se agrega a los demás elementos que configuran la crisis de la adultez mediana.

Entrar a la madurez adulta es algo que comúnmente no es esperado y por tanto la persona no se prepara para los cambios emergentes. Por el contrario, desde la subjetividad se le percibe como un estado de pronta instalación y no es raro observar que la manera de percatarse de ella sea intempestiva: "Un día, al rasurarme, vi en el espejo un rostro cansado, con más arrugas de las habituales, ojeroso, con abundantes canas en las sienes y con las entradas del cabello muy acentuadas. En los siguientes días aprecié que mi digestión no era buena, que me faltaba el aire al caminar aceleradamente, que en ocasiones tenía dolores en los músculos y en las articulaciones. Así supe, de manera realista y un tanto violenta, que había dejado de ser joven. Esta certeza me puso triste, inseguro, desconcertado. Empecé a pensar en que estaba entrando en la decadencia, en que no tenía yo el suficiente bienestar económico para garantizar la seguridad de mi familia y el futuro académico de mis hijos. Me preocupó especialmente mi sexualidad: ¿podría yo seguir teniendo potencia sexual?, ¿mi mujer estaría satisfecha con las relaciones sexuales que tenemos?" (testimonio anónimo de un consultante de terapia sexual).

Una mujer de cuarenta y nueve años, también consultante de terapia sexual, afirmó: "Si de por sí mis relaciones sexuales han sido escasas e insatisfactorias, ¿qué me espera ahora que me siento tan cansada, que ya no soy atractiva como antes y que mi marido tiene problemas de salud, como su presión alta y la diabetes, que hace poco le diagnosticaron?"

Una vez afrontada la dura realidad que representa empezar a reconocer que el tiempo pasa y que modifica el organismo, a menudo empiezan los reacomodos emocionales propios de esta etapa, los cuales pueden ser variables: algunas personas se resisten al cambio, procurando hacer cualquier intento posible para detener ese proceso de maduración que indudablemente les conducirá a la vejez y a la muerte; otras se resignan, pero no aceptan esa evolución, por lo que se dejan ganar por una frustración que deteriora su carácter y sus rasgos de conducta; algunas más asumen el hecho con valor y donaire, lo cual supone *decir adiós* a su juventud y aprestarse a enfrentar los nuevos retos de su actual circunstancia.

Es imposible prepararse para algo que no se espera o que jamás se ha considerado, de ahí que si bien el proceso de maduración física característico de la edad mediana es progresivo y paulatino, se le perciba como algo indeseable y sorpresivo.

Casi indefectiblemente aparecen una gran cantidad de miedos y de comparaciones con las otras personas, tanto las más jóvenes como las de edad avanzada. Muchas veces la zozobra de ese trance adaptativo conduce a la desesperación y a la angustia, con reacciones que oscilan entre la negación irracional de lo que está sucediendo, como la generación de diversas fantasías catastróficas. En definitiva, parece ser mayoritaria la desubicación emocional, con importantes secuelas en el talante, las expectativas y las acciones.

Edad mediana y erotismo

Por supuesto, es en la esfera sexual y particularmente la del erotismo, donde emergen los principales contrastes y temores. Por ejemplo, suele generar angustia y preocupación que los músculos ya no sean firmes, que aparezcan las arrugas y las canas, que cualquier comparación con las personas jóvenes redunde en malestar y decremento de la autoestima, y que el alejamiento cada vez mayor de los estereotipos de belleza propicien sensación de decaimiento e incomodidad.

En nuestra cultura, tanto las mujeres como los varones son susceptibles de sufrir esa crisis de la edad mediana.

Erotismo masculino en la edad madura

Muchos hombres hacen suya la idea socialmente difundida de que ya se encuentran en el decaimiento de su sexualidad y entonces resulta fácil concluir que existe un declive si se comparan con otros hombres jóvenes o con ellos mismos, cuando tenían veinte o treinta y cinco años.

Al respecto, es muy revelador el sincero testimonio del doctor William Nolen, quien en su libro *La crisis del hombre maduro* (1984), nos dice: "Reconocidamente, la crisis masculina de la edad mediana incluye todos los síntomas de la depresión, pero existe casi siempre una característica identificatoria. El hombre con depresión se da por vencido. Cae tan bajo dentro de sí mismo que se rinde. Está convencido de que no sirve para nada y de que no hay nada que pueda hacerse al respecto. El hombre en crisis, sin embargo, lucha por salir, no importa qué deprimido pueda sentirse. Se tiñe el cabello; se compra un auto sport; comienza una relación amorosa; arma alboroto en los bares; discute con el jefe; se insinúa ante las mujeres de sus amigos; deja su trabajo. En resumen, hace todas estas cosas que puedan traerle serios problemas. El hombre con depresión simplemente yace en su cama agobiado por el dolor y maldice su destino. En realidad, antes de que el hombre en crisis comience a luchar por superar su estado, su condición puede resultar indistinguible de una depresión. ¿Y qué con eso? Cuando golpea a la víctima, a ésta no le importa saber cómo se llama. Todo lo que quiere es estar mejor. Ésa era mi meta".[1]

A propósito de un hombre en crisis de la edad mediana, Sheehy (1976), señala: "Se da cuenta de que tarda más en excitarse. Antes necesitaba tan sólo unos segundos y una simple mirada a las firmes nalgas de una mujer con *shorts*, pero con el paso del tiempo se requieren minutos o más que eso para tener una erección. También observa que le cuesta más recuperarse. Recuerda que en los añorados crepúsculos de la adolescencia era capaz de andar por ahí con una erección sostenida y que pocas veces la perdía del todo después de haberse masturbado o hecho el amor, prácticamente prisionero de sus hormonas y de los ajustados calzoncillos que vestía. Pero en la actualidad, cada acto sexual tiene un principio y un fin claramente delimitados, y pueden pasar varias horas, o quizá todo un día antes de que pueda volver a tener una erección. Las comparaciones, las punzantes comparaciones... ya no es aquel muchacho que un día fue".[2]

Sin embargo, el deseo no se abate en la mayor parte de los varones de edad madura, de tal forma que, como señala Jack Morin en *La mente erótica* (1997), se produce la nefasta fusión de un deseo encendido o la potencialidad de una excitación, con un profundo autodesprecio, dando lugar, finalmente, a uno de los activadores más destructivos de la persona. Es entonces cuando la crisis se profundiza.

Los terapeutas sexuales a menudo observamos en los consultantes varones orgánicamente sanos que atraviesan la edad mediana, un círculo vicioso en el que un hombre desesperado que pone en tela de duda sus capacidades sexuales, bloquea, por ansiedad y autoobservación, su respuesta eréctil. Esta insuficiencia excitatoria de tipo psicológico es vista por este hombre como un signo de alarma que le obliga a "probarse" sexualmente para demostrar que sí puede; sin embargo, la ansiedad y el miedo al mal desempeño, producen la incapacidad de erección.

Sobre la solución de este problema, nos dice W. A. Nolen: "El hablar de un problema de impotencia, puede ser suficiente para resolverlo. Si el hombre en crisis sabe que su esposa está feliz de estar con él en la cama y conversar, entonces la presión de 'actuar' se desvanece, y cuando su libido y la de ella reaparecen es mucho más probable que la impotencia no sea un problema. Conversación y afecto: respuestas simples para un problema de impotencia, ¿no es verdad? Se sorprenderían de saber con qué poca frecuencia las parejas las ponen en práctica".[3]

Cuando la disfunción eréctil tiene un origen orgánico, por ejemplo: diabetes mellitus, hipertensión arterial, cirugía de próstata, transtornos vasculares y neurológicos, etc., claro está que siguen siendo importantes la conversación y el afecto, pero no son suficientes. En manos profesionales, hoy en día existen diversos tratamientos medicamentosos que por vía oral han demostrado excelente eficacia para recuperar la erección cuando existe alguna patología física, por demás común y corriente cuando los hombres tienen más de cuarenta años.

Para la insuficiencia o déficit de la erección, han demostrado éxito terapéutico los llamados vasoactivos tomados, tales como el sildenafil (Viagra), el tadalafil y el vardenafil, entre otros.

No obstante, la recuperación de la seguridad y la confianza emocional, son fundamentales para la reanudación plena del erotismo coital. En otros capítulos de este libro, se da cuenta de un hecho incontrovertible: no basta el coito para una vida erótica plena, sino que se requiere en los hombres y desde luego también en las mujeres, un erotismo más amplio, integral, que no se reduzca a la simple penetración, sino que abarque todo el cuerpo y sus múltiples sensaciones.

En otro orden de ideas, también es común que los hombres hetero y homosexuales que cursan la crisis de la edad mediana busquen afanosamente parejas sexuales jóvenes, con resultados a menudo desastrosos. Otros, mediante el mecanismo inconsciente de defensa llamado proyección, culpabilizan a su pareja y le atribuyen a ésta múltiples defectos con el afán de crear pretextos o atenuar sus sentimientos de culpa.

Es por demás común y corriente que muchos "amoríos" o relaciones extra pareja se produzcan o se incrementen en los hombres heterosexuales y homosexuales que están cursando la edad mediana. A menudo, estas aventuras son más eróticas que amorosas, ya que el hombre maduro, al margen de su orientación sexual, lo que busca habitualmente no es un vínculo emocional, sino más bien una reafirmación, constantemente frustrada, de su insegura "virilidad".

Así, es frecuente observar que la ansiedad y la autoobservación de estos hombres obsesionados en demostrarse a sí mismos que siguen siendo buenos amantes, les conduzca al resultado inverso: aunque haya deseo sexual, el reflejo involuntario de la erección sólo se produce ante estímulos eróticos eficaces, en un contexto de tranquilidad y autoconfianza, por lo tanto, "fallan" en sus afanes de conquista y en la pretensión de ser "super-amantes".

Erotismo en las mujeres de edad madura

La crisis de la adultez madura en las mujeres, afecta sobre todo el autoconcepto y la imagen corporal, pues por las condicionantes de los papeles genéricos que dan significado a la feminidad, la mujer es vista como bella, atractiva y deseable. Ha introyectado el deber de procurar su lozanía y su juventud eterna: no hacerlo así implicaría perder sus facultades femeninas, puesto que no es aceptable ni para el entorno ni para ella misma que deje de ser "muy femenina".

Un sinnúmero de mujeres que cursan por esta crisis también se deprimen ante la aparición de arrugas, canas, celulitis y "llantitas". Padecen intensamente ante la mera posibilidad de ya no parecer jóvenes ni atractivas, no sólo por el mero gusto de conservar una imagen presentable, sino también por *el qué dirán* y las posibles reacciones adversas o indiferentes de los hombres que les rodean. No obstante, existen evidencias de que en ellas no se presenta el declive erótico psicológico que sí ocurre en muchos varones.

Todo indica que la crisis de la madurez es vivida de manera distinta por la mayoría de las mujeres en el plano sexual; más aún: en muchos casos representa un repunte de su capacidad erótica. Este hecho es curioso pero perfectamente explicable: a esta edad es muy probable que las mujeres hayan cesado su paridad; o sea, ya han concluido sus ciclos reproductivos; es frecuente que sus hijos, ya grandes, no requieran de los cuidados y atenciones que antes les prodigaron y a pesar de que a menudo se presenta el llamado síndrome del "nido vacío", un buen número de mujeres maduras ven con satisfacción la adquisición de esta nueva independencia. Así, sin ciclos reproductivos, ya no teniendo actividades de puericultura y disponiendo de mayor tiempo para sí mismas, en ellas suele resurgir el erotismo, con un sentido muy liberador.

Obviamente que esta situación es extremadamente variable según la condición socioeconómica, el ámbito rural o urbano, la información disponible, la formación académica y el quehacer laboral de las mujeres.

En una encuesta clásica realizada por la investigadora G. Rubin en 1982, se pudo observar que en ciento sesenta mujeres en la edad madura lo más significativo fue un incremento y renovación de la sexualidad. En efecto, cuando estas mujeres fueron jóvenes eran inexpertas y estaban atrapadas por los prejuicios. Al acceder a la edad madura asociaban su erotismo con sus propias necesidades, ya no con el fin de satisfacer a sus maridos. Estando en la madurez, estas mujeres fueron más audaces y propositivas en la obtención de contactos eróticos con sus parejas. No obstante, de acuerdo con observaciones de Derenski y Landsburg (1981), los problemas surgen, entre otros factores, por un problema de género; las sociedades aceptan totalmente que un hombre maduro corteje a una mujer joven, pero no sucede lo mismo con las mujeres de la edad mediana. De hecho, hay rechazo social hacia aquellas que se vinculan con hombres más jóvenes. Existen otros prejuicios y estereotipos de género, igualmente injustos hacia las mujeres. Por ejemplo, en el adulto maduro que corteja a una mujer de menor edad no se le exige galanura, sino estatus social. A la mujer madura que deseara seducir a un joven, se le solicita imperativamente que sea guapa.

La crisis de la adultez madura reviste características especiales cuando se presenta en las mujeres cuyos hijos e hijas son ahora adultos, particularmente cuando éstos desarrollan cada vez más su independencia, se casan o, por distintos factores, abandonan la casa paterna para establecer una propia. A menudo hay sentimientos de vacuidad, se acentúa la angustia de soledad y se presenta el llamado síndrome del nido vacío. No obstante, si no hay viudez, divorcio o separación, la nueva situación es propicia para el acercamiento físico y emocional con la pareja.

También los años del climaterio, en los que se produce la terminación de los ciclos menstruales, puede implicar un incremento de dicha crisis, ya que con frecuencia se asocia la perimenopausia con una serie de malestares físicos como los "bochornos", disminución de la elasticidad y capacidad lubricatoria de la vagina y síntomas producidos por la osteoporosis, puesto que la disminución de estrógenos suele generar desmineralización. Evidentemente, esta serie de manifestaciones también genera en ellas sensaciones de estar enfermas, decadentes y disminuye la autoestima de las mujeres que atraviesan por este proceso natural.

Madurez y erotismo en las personas homosexuales

Los hombres *gay* maduros parecen enfrentar un problema más agudo que el de sus coetáneos heterosexuales: probablemente en el mundo *gay* se privilegia mucho más que en otros grupos sociales la belleza y la edad joven, por lo cual muchos homosexuales maduros o son rechazados en los lugares de encuentro, o se ven en la necesidad de contratar los servicios de un *chichifo* o prostituto. En contraste, el mundo lésbico se caracteriza por otorgarle una menor importancia al ideal de juventud y la prestancia física, aunque en algunos casos la crisis de la edad madura presenta características comunes a la de hombres y mujeres heterosexuales y hombres homosexuales.

Empobrecimiento o limitación del erotismo

Independientemente de su género, un adulto maduro afectado por las diferentes presiones que conforman este síndrome social, generalmente ve modificada de distintas maneras su vida erótica. Así por ejemplo, aun en ausencia de alteraciones físicas, acostumbra limitar e incluso evadir sus encuentros eróticos. No es raro observar que el erotismo se vea reducido tanto en cantidad como en calidad, lo cual sumado a la proverbial pobreza erótica que se había venido construyendo desde su juventud, conduzca a la casi total ausencia de placer erótico.

Es importante enfatizar que, contra la opinión popularizada por el vulgo, en realidad no existen razones fisiológicas que justifiquen, ni en hombres ni en mujeres, esa reducción cualitativa y cuantitativa de la vivencia erótica.

Lo que más haría falta para una vida sexual plenamente satisfactoria en la edad madura de hombres y mujeres, es una educación sexual integral que incluya, desde edades tempranas, la más amplia información posible sobre la evolución física de las personas con el paso del tiempo y el deterioro físico que le acompaña, pues si bien es cierto que muchas afecciones a la salud general y al cuerpo pueden ser prevenidas, también lo es que algunas de ellas son inevitables; éstas requieren de aceptación. Un elemento sustancial de la educación sexual requerida, es la adquisición de la conciencia del derecho al placer erótico que todas las personas tenemos, independientemente de la fase del ciclo vital por la que se transcurre, así como la clara convicción de que el proceso de envejecimiento físico no implica la atenuación o cancelación de la vida erótica, sino al contrario: hay muchas evidencias médicas y psicológicas de que la actividad erótica es fuente de salud y bienestar general.

Al respecto, vale citar las palabras del doctor Luis Alcocer, jefe del Departamento de Cardiología del Hospital General de México: "Al margen de los mitos que se generan alrededor de la actividad sexual, existen hallazgos interesantes que demuestran que no sólo no es dañina, sino que resulta benéfica para el corazón. En un estudio realizado al sur de Gales, se estudiaron diversos aspectos de la salud entre un grupo de pobladores, entre ellos la actividad sexual por más de diez años; se demostró que los varones que tenían más de cien orgasmos por año, tuvieron una mortalidad cardiovascular cincuenta por ciento menor que aquellos que tenían menos, lo que evidencia el beneficio de llevar una vida sexual activa".[4]

Enriquecer el erotismo en la edad mediana

En relación con las mujeres después de la menopausia, he señalado en otra oportunidad algunos factores tanto explicativos como preventivos de la afección a la salud sexual en las mujeres climatéricas (Barrios Martínez y García Sánchez, 1997):

Modificaciones psicosexuales

Con la desaparición de la menstruación, los cambios hormonales y los síntomas vasomotores, en algunas mujeres se presenta un síndrome socio-emocional caracterizado por insomnio, bochornos y depresión, alternado con períodos de ansiedad. Lo anterior propicia la baja estima propia y la sensación de "no servir" como mujer.

Cambios en la curva de la respuesta sexual

Durante el climaterio no disminuye la libido ni la capacidad orgásmica en las mujeres cuya salud general sea buena: los cambios en la respuesta sexual no se presentan abruptamente; en la mayoría de las mujeres se instalan en forma gradual. En la fase de excitación hay hipolubricación vaginal, el aumento del tamaño del clítoris es discreto, así como la elevación del cuello y cuerpo uterinos. El rubor sexual aparece con menos frecuencia y asume una distribución limitada a epigastrio (región del abdomen situada en la "boca del estómago") y mamas. La vasocongestión (acumulación de sangre) pélvica es menos intensa y en general se requiere de mayor estimulación corporal y psíquica para percibir el orgasmo. En la fase de meseta no hay cambios sustanciales; en algunos casos la hipolubricación vaginal puede provocar dispareunia (dolor relacionado con el coito) y, consecuentemente, el período refractario suele modificarse, requiriendo más tiempo para desencadenarse otra respuesta sexual.

Erotismo en el climaterio: una propuesta humanista

El derecho al placer

En los años perimenopáusicos suele presentarse una atenuación, cuando no una cancelación de la vivencia erótica. Empero, este declive de la sexualidad es más atribuible a factores psico-culturales que a determinantes fisiológicas.

Diversas publicaciones (Starr y Weiner, 1981; Kaplan, 1974; Masters y Johnson, 1966) apuntan que también es común el incremento del interés erótico durante los años que siguen a la menopausia. Hallstrom (1979) halló en mujeres climatéricas un nuevo interés por disfrutar del ejercicio sexual, así como aumento de la potencialidad orgásmica. Tenemos la convicción –por ahora sólo apoyada en múltiples observaciones realizadas en consultantes y educandos– que la atenuación del interés erótico, el decremento del deseo sexual y la depresión consecutiva a lo anterior, obedecen más a la introyección de mitos y falsos estereotipos, que a razones de orden biológico tales como la notable disminución de estrógenos. Entre estos conceptos mitificados que la persona hace suyos como si fuesen realidad, destaca el que se refiere a que el fin único y justificable de las relaciones coitales es la reproducción; por ende, al llegar al punto de la esterilidad fisiológica, ya no tendría razón de ser el erotismo. No obstante, el erotismo, entendido como todo aquello que conduce a la persona al surgimiento de deseo sexual, excitación y orgasmo, no está mediado exclusivamente por las hormonas sexuales. Más aún, el déficit de andrógenos o de estrógenos no siempre se relaciona estrictamente con la atenuación de la libido o con la anorgasmia. Con estas disfunciones se hayan más relacionados factores de orden psicológico, cultural y religioso.

Los sexólogos a menudo apreciamos en la población general una forma peculiar de discriminación social hacia las personas que se aproximan a la tercera edad, consistente en negar en ellas la existencia de impulsos sexuales. Incluso, las burlas e imprecaciones hacia quienes en la etapa climatérica ejercen su vida sexual, son frecuentes.

Desde la perspectiva humanista, reivindicamos el derecho al placer de la mujer perimenopáusica, igual que el de cualquier persona que con respeto practique su erotismo. Si bien se han documentado efectos corporales que inciden en la vida sexual de la mujer perimenopáusica originados por decremento estrogénico (pérdida de elasticidad vaginal, disminución de pechos y vulva, osteoporosis), lo cierto es que nada de ello es suficiente para impedir un ejercicio sexual gratificante y pleno. El decremento en la lubricación vaginal no significa renuncia al placer erótico.

Si una mujer que ha llegado a la etapa postmenopáusica desea y decide ejercitar su potencial erótico, no sólo tiene derecho a ello, sino también puede ampliar sus posibilidades de disfrutarlo como parte irrenunciable de la salud sexual.

Nuevas formas de erotismo

Masturbación

Independientemente de que la mujer climatérica tenga o no pareja sexual, es susceptible de obtener gratificación sexual, placer orgásmico. Para ello, es menester introducir nuevas prácticas sensuales que contribuyen a redimensionar el placer.

Si la persona con pareja o sin ella decide autoexplorar su cuerpo con vistas a descubrir e incrementar su placer erótico, es importante desmitificar cualquier concepción prejuiciada que posea sobre la masturbación. El profesional de la salud podrá explicarle de manera clara y precisa que la adaptación de su cuerpo a los cambios hormonales no excluye su derecho al placer. Indagará respetuosamente la presencia de deseo sexual, fantasías eróticas y presencia o ausencia de orgasmos. Si la paciente decide atender sus impulsos sexuales, se le informará que las caricias generalizadas son una fuente válida de gratificación. En nuestra experiencia, el baño tibio acompañado de suaves tocamientos en toda la superficie corporal, prepara el cuerpo para nuevas sensaciones placenteras. Se le pide a la persona que no sólo acaricie pechos y vulva, sino toda su piel y cabello. La consigna: "Abandona tus pensamientos, sólo atiende tus sensaciones", es útil para incrementar el contacto placentero y hacer a un lado racionalizaciones disrruptoras.

El baño tibio con caricias es un acto íntimo, personal, gratificante *per se*. Ha de tomarse con tiempo suficiente y sin interrupciones. Vendrá después un suave secado, lento y delicado.

A continuación, la persona podrá intentar, con creatividad e imaginación, aquellos tocamientos que le estimulen y produzcan excitación sexual y, eventualmente, orgasmos.

El autotocamiento amplio de las mamas y exquisito en la región areolar y los pezones es una fuente de placer posible de encontrar. La estimulación digital con suaves roces en el clítoris, frotamiento en la vulva, introducción de uno o varios dedos en la cavidad vaginal, también constituyen motivos de placer. Si el hipoestrogenismo ha atrofiado el epitelio vaginal y con ello dificultado la lubricación propia de la excitación, no es raro ver que se obtienen lubricaciones generosas con esta práctica. Sólo excepcionalmente es necesario coadyuvar a la lubricación con jaleas o cremas artificiales, acompañados por estrógenos locales o sin ellos.

Al inicio de estas prácticas, particularmente si la consultante no tiene experiencia autoerótica, es necesario pedirle movimientos delicados, siempre al pendiente de sus sensaciones. Es frecuente que la persona descubra sensaciones inéditas que la llevan a formas novedosas de placer sensual. No es extraño que la mujer experimente goce subjetivo y mioclonia generalizada.

Masaje

El masaje mutuo es otra experiencia sensorial que contribuye a enriquecer el repertorio erótico de la persona perimenopáusica.

Es básico indicarle a la consultante y a su pareja que no privilegien lo técnico sobre el contacto humano; que no es importante la eficiencia del acto, pues lo realmente trascendente es la vinculación afectiva.

El masaje se efectúa por turnos: en un primer momento un miembro de la pareja hace el papel activo y el otro, receptivo. Luego, intercambian papeles. La aplicación de aceites de origen vegetal en las manos favorece el deslizamiento de palmas y dedos por toda la piel de la pareja. Un ambiente cálido y privado, con música de fondo, esencias aromáticas y, por supuesto, plena desnudez, son esenciales. Hay una indicación que contribuye a enriquecer esta experiencia sensual: evitar o postergar el coito para otra ocasión. Independientemente de los niveles de excitación y placer alcanzados, la posposición del placer puede incrementar el deseo.

Algo que a menudo se observa en parejas que incorporan el masaje a su repertorio erótico, es que abandonan el añejo mito de las zonas erógenas: se percatan de que toda la corporalidad puede ser sensible y erotizarse. Esto no sólo implica la emergencia de sensaciones placenteras, sino que también favorece la comunicación afectiva y amorosa, fundamental no sólo para la persona climatérica, sino para cualquier ser humano.

Posiciones coitales y variantes eróticas

En nuestra experiencia profesional atendiendo conflictos de pareja, es común encontrar rutinización y aburrimiento en la forma de efectuar el coito, lo cual conlleva disfuncionalidad sexual del tipo disminución del deseo, disfunción eréctil, hipolubricación, eyaculación retardada y anorgasmia, entre otras. Por ello, una propuesta que tiende a enriquecer la vida sexual, es aquélla consistente en variar las posiciones coitales.

En nuestro medio, la llamada posición "de misionero" (mujer abajo, varón arriba) es, con mucho, la más frecuente, por lo que procede, si la consultante y su pareja así lo deciden, diversificar su vivencia erótica mediante posiciones coitales novedosas y otras prácticas sexuales. A continuación listamos algunos ejemplos:

    a. penetración vaginal posterior
    b. penetraciones vaginales de costado (derecha e izquierda)
    c. varón abajo, mujer arriba
    d. penetración anal o a tergo
    e. *fellatio* o felasio (acariciar el pene con la boca y la lengua)
    f. *cunnilingus* (acariciar la vulva con la boca y la lengua)
    g. simultaneidad de *fellatio* y *cunnilingus* ("69")
        Entre muchas otras...

Estas experiencias sensoriales vivifican el interés sexual, incrementan el deseo y propician el placer orgásmico, al tiempo que la vivencia erótica se renueva con sensaciones y sentimientos acaso poco conocidos.

La declinación hormonal y el cese del ciclo reproductivo no representan, ni con mucho, la terminación de la gratificación sexual. Por el contrario, es una oportunidad para empezar a vivir la sexualidad con la plenitud de la madurez biológica y el goce que significa la experiencia adquirida durante el proceso de vida. No olvidar que el órgano sexual más importante es el cerebro y el más extenso, la piel.[5]

Cabe decir, sin embargo, que estas sencillas propuestas –con las adaptaciones necesarias– pueden ajustarse a las experiencias eróticas de los varones, con resultados igualmente apetecibles.

Si tomamos en cuenta que la actividad sexual es beneficiosa para la salud general, ya que mejora tanto los estados anímicos como el funcionamiento cardiovascular, es muy necesario desmitificar la idea de que debe ser limitada o suspendida al entrar a la edad mediana. Asimismo, es muy importante difundir que la gratificación emanada del ejercicio erótico constituye un derecho sexual inalienable e insustituible para todas las personas que lo ejerzan responsablemente.

Citas textuales

1. Nolen, William A., *La crisis del hombre maduro*, Javier Vergara Editor, México, 1987, pp. 44-45.
2. Sheehy, Gail, *Las crisis de la edad adulta. Cómo superar la angustia de envejecer*, Grijalbo, México, 1984, p. 502.
3. Nolen, William A., *La crisis del hombre maduro*, Javier Vergara Editor, México, 1987, p. 123.
4. Alcocer Díaz Barreiro, Luis, citado en: *El Financiero,* suplemento *Salud y Bienestar*, México, septiembre de 2002, p. 5.
5. Barrios Martínez, David y Luis A. García Sánchez, "Actividad sexual y gratificación en la mujer menopáusica", en: Zárate, A. y C. MacGregor, *Menopausia y cerebro. Aspectos psicosexuales y neurohormonales de la mujer climatérica*, Trillas, México, 1997, pp. 93-97.

Bibliografía

Abraham, G. y W. Pasini, *Introducción a la sexología médica*, ed. crítica, Grijalbo, Barcelona, 1980.

Alcocer Díaz Barreiro, Luis, citado en: *El Financiero*, suplemento *Salud y Bienestar*, México, septiembre de 2002.

Barrios Martínez, David y Luis A. García Sánchez, "Actividad sexual y gratificación en la mujer menopáusica", en: Zárate, A. y C. MacGregor, *Menopausia y cerebro. Aspectos psicosexuales y neurohormonales de la mujer climatérica*. cap. 8, Trillas, México, 1997.

Derenski y Landsburg (1981) citados en: Masters, W.H., Johnson, V.E. y Kolodny, R.C. *La sexualidad humana*, Vol 2, Grijalbo, Barcelona, 1987, p. 288.

Fuch, Estelle, *The Second Season: Life, Love and Sex for Women in the Middle Years*, Anchor Books (Garden City), Nueva York, 1978.

Giraldo, Octavio, *Explorando las sexualidades humanas: aspectos psicosociales*, Trillas, México, 1986.

Kolodny, R., W. Masters, V. Johnson, *Tratado de medicina sexual*, Salvat, Barcelona, 1985.

Lassonde, Louise, *Los desafíos de la demografía*, UNAM/Fondo de Cultura Económica, México, 1997.

Lisci Garmilla, A., C. Ramírez Rodríguez y L. Gómez Peralta, *Suma endocrinológica*, Limusa, México, 1992.

Masters, W., V. Johnson y R. Kolodny, *La sexualidad humana*, vol. II, Grijalbo, Barcelona, 1995.

Morin, J., *La mente erótica*, Aguilar Respuesta, México, 1997.

Nolen, W.A., *La crisis del hombre maduro*, Javier Vergara Editor, México, 1987.

Robles, E., "Climaterio", en: *Ginecología y obstetricia*, AMHGO, núm. 3, Francisco Méndez Oteo, México, 1994.

Session, D.R., A.C. Kelly y R. Jewelewicz, "Current Concepts in Estrogen Replacement Therapy in the Menopause", en: *Fertility and Sterility*, 1993.

Sheehy, Gail, *Las crisis de la edad adulta. Cómo superar la angustia de envejecer*, Grijalbo México, 1984.

Sheel, Gail. *Passages*, E.P. Dutton & Co., Inc. Nueva York, 1976.

Starr, B. y M.B. Weiner, *The Starr-Weiner Report on Sex and Sexuality in the Mature Years*, Stein and Day, Nueva York, 1981.

CAPÍTULO 10

El derecho al placer en personas con limitaciones observables

Javier Cambrón Mondragón

Personas con limitaciones observables: una propuesta humanista

Para abordar el tema del derecho al placer erótico en las personas con limitaciones observables, primero es necesario describir, así sea brevemente, en qué consiste esta propuesta humanista (J. Cambrón, 1996).

En diferentes momentos de la historia se han usado diversos términos para referirse a las personas que cuentan con algún tipo de limitación física, sensorial o intelectual: inválidos, minusválidos, discapacitados, personas especiales, etc. Mi opinión respecto a dichos vocablos es que en su semántica y en su interpretación social se encierran una gran carga de elementos desvalorizantes que por ende generan desigualdad. Estas palabras, además, segregan o confinan en grupos separados a quienes presentan tales limitaciones. Por otro lado, muestran una visión general de la población que continúa considerando a estos miembros de la sociedad como enfermos, con disminución o carencia de valor o incapaces de ser algo por sí mismos, por lo cual habría que darles un trato distinto que va desde los cuidados excesivos y la sobreprotección hasta el ocultamiento y la lástima. "Mientras el extraño está presente ante nosotros puede demostrar ser dueño de un atributo que lo vuelve diferente de los demás (dentro de la categoría de personas a las que él tiene acceso) y lo convierte en alguien menos apetecible —en casos extremos, en una persona casi enteramente malvada, peligrosa o débil—. De ese modo, dejamos de verlo como una persona total y corriente para reducirlo a un ser inficionado y menospreciado. Un atributo de esa naturaleza es un estigma".[7]

En cualquiera de estos casos, se producen situaciones que condicionan a la persona que presenta la limitación a vivir dentro de un cerco estrecho favorecido por su grupo familiar y social y por sí mismo. Si el individuo ha incorporado a su existencia el papel que su medio designa para quien tiene tales limitantes, se establece un círculo que suele ser muy difícil de romper en el ámbito familiar y social: tal parece que se necesita la existencia de sujetos a quienes cuidar y proteger, quizá para practicar la misericordia y la caridad, virtudes socialmente admirables. La persona limitada, por otro lado, ha aprendido a utilizar su limitación como bandera y así obtener diversas recompensas reales o artificiales que, sin embargo, lo único en lo que le pueden apoyar es en asegurar una sobrevivencia física sin aspirar a más.

"Toda persona tiene una noción más o menos clara de sus rasgos característicos y valores esenciales. Con ellos construye una imagen de sí misma, de la cual surge lo que llamamos *autoconcepto*. Éste es la consecuencia de la interacción de tres percepciones existenciales: *1)* la idea o imagen que tenemos de nosotros mismos, *2)* la idea o imagen que los demás tienen de nosotros, y *3)* la idea o imagen que nosotros tenemos de los demás".[3]

En la interacción a la que hago referencia, la persona que cuenta con una limitación observable ajusta su autoconcepto a la idea que socialmente se asigna a sí misma y entonces poder obtener las "recompensas" mencionadas; sólo cuando logra romper este círculo de interdependencia extrema y se formula una idea de sí misma que incluye potencialidades, derechos y capacidad de autonomía, puede aspirar a la rebeldía que le conducirá a atender sus necesidades reales y sus deseos. De esta forma pondrá en marcha su desarrollo integral.

Es cierto que en los últimos años con más frecuencia las personas que cuentan con alguna limitación en su corporalidad o en su área intelectual, se incorporan a escuelas regulares desde niveles básicos hasta superiores, así como a empleos de las más diversas índoles; sin embargo, la ideología y las actitudes que propenden a la minimización de las capacidades reales de estas personas, son vigentes y lamentablemente se continúa cercando la existencia de una gran proporción de la población que sin duda cuenta con potencialidades susceptibles de ser puestas a disposición de su propio desarrollo y del grupo al que pertenece.

Por lo expuesto, he planteado una alternativa conceptual que de inicio despoje de etiquetas peyorativas a quienes viven con algún tipo de limitación ostensible, y que después, favorezca la inclusión equitativa de estas personas en la sociedad en general. Propongo los términos: *personas con limitaciones observables*[4] para referirnos a quienes cuentan con alguna limitación física, sensorial o intelectual. Realizo esta propuesta bajo los siguientes razonamientos:

Personas

Sin duda es una tarea compleja e ilimitada definir en forma clara y general lo que es una persona; sin embargo, deseo verter mi opinión al respecto, no como una definición contundente, sino como una manifestación de los que puedo advertir en mi persona y en la gran cantidad de seres humanos con quienes trato en la vida cotidiana y en mi trabajo terapéutico: *Una persona es un cúmulo de material orgánico, espiritual e intelectual en constante cambio y cuyas interacciones dinámicas generan rasgos de carácter, ideologías o convicciones, estados de ánimo, sentimientos, comportamientos y relaciones*; es decir, innumerables procesos que a su vez conforman el proceso vital de cada ser humano y en el cual intervienen todas las limitaciones y potencialidades puestas a disposición de cada vivencia y del desarrollo integral.

Para la población general suele resultar práctico utilizar precisamente aquellos términos que señalan la limitación y que es lo que etiqueta y constituye una carga sobre los individuos, de manera que de pronto nos encontramos que en las conversaciones comunes o en los medios de comunicación, la gente se refiera a los discapacitados, los minusválidos, los inválidos, etc. De esta forma *se define a la persona por una sola característica* y, curiosamente, aquella que tal vez resulta la menos deseable y la que ante la valoración social pone a la persona en desventaja ante el resto de la población. Entonces, *el ser humano se convierte solamente en un adjetivo* (discapacitado, minusválido, etc.). Por lo tanto, es importante no dejar de lado la palabra *persona* o *personas*, si se emplea el plural.

Con

La importancia de utilizar esta preposición es porque de esta manera se aclara específicamente que la limitación es sólo una entre una infinidad de atributos que el individuo tiene. En el lenguaje común se expresan frases como: "Juan, el sordo" o "Ernestina, la gorda", como si la sordera o la obesidad fuese la única cualidad que se expresa de la persona, ignorando la gran cantidad de atributos y características que cada individuo posee.

En cambio, si decimos: "Juan es *una persona con sordera*" o "Ernestina es *una persona con obesidad*", entonces se puede comprender que dentro del gran concierto de características de Juan, la sordera sólo es una mínima parte, y que la obesidad de Ernestina representa un rasgo más de su persona, entre muchas otras características. Ello permitirá que con mayor facilidad se puedan identificar sus respectivas potencialidades.

Limitaciones

Quienes defienden la idea de que a las personas con limitaciones observables se les debe identificar como discapacitados, argumentan que si se usa la palabra *limitación*, se estará reforzando la propia limitante. La razón por la cual propongo que este término sí se incluya en la expresión *personas con limitaciones observables*, es porque las limitaciones son circunstancias reales y naturales de todos los seres humanos y, por lo tanto, tratar de negar esta situación sólo resulta una medida eufemista sin razón, ya que lo que la persona no acepta de sí, no lo podrá asumir ni tampoco superar si no lo conceptúa claramente. Además, es importante tener en cuenta que cuando se admite una limitación, se incrementa el autoconocimiento y el descubrimiento de nuevas potencialidades.

Observables

Todas las personas tenemos limitaciones en diversas áreas de nuestra vida; así, hay quienes carecen de la habilidad para realizar actividades que requieren gran coordinación física, quienes tienen dificultad para hablar en público; otras personas son incapaces de expresar en forma clara y manifiesta sus sentimientos y sus necesidades, y también hay quienes establecen relaciones de dependencia aguda con otras personas. Aun cuando en todos estos casos y muchos otros que resultaría engorroso citar, hay en esencia limitaciones que afectan negativamente el proceso de vida de esos individuos, no se les incluye tradicionalmente dentro del grupo considerado como de discapacitados, pese a que su limitante puede representar igual o mayor grado de detención en su vida que la de alguien que cuenta con una limitación física, sensorial o intelectual.

Por lo anterior concluyo que las limitaciones son comunes a los seres humanos y que existen algunas *que se pueden observar* al establecer alguna forma de contacto con la persona, mientras que la mayoría de las limitantes permanecen ocultas para los demás en el interior de la estructura de la personalidad. Se interrumpe el "libre fluir" de las personas en tanto éstas se esfuerzan en esconder sus limitaciones de los demás e incluso de sí mismas para no perder la etiqueta de "normales".

Cuando propongo los términos de *personas con limitaciones observables*, estoy aseverando que el resto de la población también cuenta con sus propias limitantes; la diferencia estriba en que en ellos no son ostensibles. Con la propuesta de los términos aludidos, queda establecida una igualdad natural de limitantes y potencialidades en todos. Por tanto, no hay necesidad ni pretexto de segregación, sobreprotección y condicionamientos de un individuo sobre otro y de un sector de la sociedad sobre un grupo marginal. De esta forma, viviríamos en una sociedad realmente inclusiva donde quienes contamos con una limitación observable estaríamos en condiciones de competencia y desarrollo compartido con quienes cuentan con *limitaciones no observables*.

La ideología "discapacitante"

La sociedad en la que vivimos es el producto de un devenir histórico plagado de ideologías, tradiciones y modos de relación y producción que a menudo pretenden un perfeccionamiento tal, que se busca excluir las fallas, las pérdidas de tiempo y las situaciones erróneas inherentes a la condición humana. De ahí las producciones en serie, las estandarizaciones en los ritmos de trabajo, las clasificaciones de las personalidades y la conversión de las potencialidades humanas en plusvalía económica, ahora en medio de una globalización de la economía mundial.

Por las condiciones mencionadas se ha generado una tendencia a rechazar a quienes no cumplen los requisitos establecidos por los grupos de poder en el mundo, tanto en las actividades laborales como en las intelectuales. Esto trae como consecuencia que las personas que tienen una limitación observable (personas con sordera, ceguera, alteraciones neuromotoras, limitaciones intelectuales, etc.) resulten las menos propicias para encontrar en ellas potencialidades factibles de convertir en ganancias. Estas condiciones más algunas circunstancias enraizadas en la idiosincrasia mexicana, como la vergüenza o la culpa por tener en la familia a una persona con limitaciones observables, aunadas a la conmiseración que religiosamente se nos prescribe hacia quienes sufren o "son inferiores", da matices originales a las relaciones entre quienes pueden ocultar sus limitaciones (no observables) y aquellos que al ostentar sus limitaciones en el cuerpo y en el comportamiento, no las ocultan. Así pues, se establece que existen "los normales" (no se ven sus limitaciones) y los discapacitados o minusválidos (cuyas limitaciones son evidentes u observables). En esta relación, los primeros, al considerarse normales, se arrogan el derecho de condicionar las posibilidades de desarrollo y los proyectos de vida incluyendo los aspectos eróticos, de los segundos. En esta forma los "normales" establecen fronteras de segregación con respecto a quienes cuentan con una limitación física, sensorial o intelectual. Curiosamente intentan redimir sus culpas mediante actitudes y eventos de apoyo como "teletones", campañas de concientización, grupos de beneficencia, etc., que finalmente son acciones que establecen diferencias aún más marcadas entre estos dos grupos. Finalmente, la única diferencia significativa es que unos pueden ocultar sus limitantes mientras que los otros las portan sin hipocresías, como parte de su fachada.

Amor y erotismo

Es frecuente que en las familias de las personas con limitaciones observables no se aborde el asunto del enamoramiento o la vida erótica de tales personas, puesto que se consideran más importantes algunos aspectos como la supervivencia, la rehabilitación o la adaptación en situaciones de limitantes congénitas o adquiridas. De este modo, la propia persona asume que son áreas (amor y erotismo) a las que no tendrá acceso, o por lo menos que no contará con el apoyo para ejercer sus derechos afectivos y sexuales. Entonces optará por la abstinencia o por tener una vida amorosa o sexual oculta; en otros casos, disrrumpirá la creencia familiar estableciendo relaciones abiertas de noviazgo e incluso de matrimonio.

Las experiencias humanas no son hechos aislados en la estructura total de la persona, ni tampoco impactan sólo un área o un órgano, ni producen solamente una sensación o un sentimiento al margen del resto de la existencia; es decir, que todas las vivencias son para la persona circunstancias que experimenta *con todo lo que en ese momento está siendo*, de manera que no podemos pensar que por el hecho de que una persona cuente con alguna limitación observable (que ciertamente le dificulte el acceso a ciertas situaciones), las caricias, las expresiones afectivas, el amor y el erotismo serán entonces experiencias incompletas o de una calidad inferior a las vividas por el resto de las personas.

Un beso no sólo se vive en los labios o en el sitio en el que se deposita, sino que genera reacciones en el organismo entero y provoca diversas emociones. Así ocurre con otras caricias, con el enamoramiento y con el erotismo. Se trata siempre de experiencias integrales, aun cuando la persona presente insensibilidad en alguna región del cuerpo, ya que a este individuo puede resultarle muy gratificante darse cuenta de que está siendo acariciado por su pareja en dicha región, incluso como una forma de recuperar una imagen corporal positiva. "Amar es deleitarse en el ser que uno ama, sentir placer en presencia de ese ser, sentir gratificación o realización en contacto con ese ser".[2]

Una situación que indudablemente favorece el incremento de la autoestima es el hecho de que la persona tenga la certeza de que tiene un derecho legítimo al enamoramiento, al amor y a una vida erótica placentera. De ahí la relevancia de que la persona resignifique el valor de su corporalidad, vivencie y aclare sus necesidades afectivas y descubra sus potencialidades para establecer relaciones afectivas y eróticas con otros. El hecho de no ver, no escuchar, no caminar, no hablar o tener dificultades en la comprensión y el aprendizaje, no son razones válidas para carecer de la cercanía corporal y las caricias y dejar de compartir una experiencia organísmica con otro ser humano o incluso consigo mismo.

Para aspirar a lo anterior es necesario dotar a la persona de la información suficiente, con independencia de la limitación que presente. Puede ser de gran utilidad en muchos casos que la familia contribuya con una actitud positiva respecto al reconocimiento del valor que en realidad tiene la vida afectiva y sexual de la persona con limitaciones observables. Para situaciones más específicas se hace necesaria la intervención de especialistas que podrán poner a disposición de la persona diversas técnicas y procedimientos que apoyen su desempeño erótico en forma respetuosa, ética y responsable.

Educación de la sexualidad para las personas con limitaciones observables

La educación sexual es un asunto que sólo en los últimos años ha cobrado relevancia en nuestro país y en medio de las luchas entre grupos conservadores y personas que reconocemos el valor de los aspectos informativos y formativos de la educación sexual. Se han dado algunos pasos importantes como la publicación de información sexual en los libros de texto, la transmisión de programas y mensajes al respecto en diversos medios de comunicación social, la realización de congresos, etc. No obstante, en el hogar de las personas con limitaciones observables, se continúa con la resistencia a admitir que estas personas tienen una sexualidad propia y viva, con grandes necesidades de información que les permita el enriquecimiento de su vida sexual y afectiva. Particularmente es en la vida erótica donde existen barreras más profundas, ya que los padres y demás familiares difícilmente conciben la idea y admiten el hecho de apoyar o propiciar las condiciones para que una persona con limitaciones observables que pertenece a su familia, establezca relaciones eróticas con otra persona, y en ocasiones ni siquiera contemplan la opción del autoerotismo.[6] De esta manera se condiciona y reprime la vida erótica de estas personas, atentando contra sus derechos informativos, de placer, e incluso de paternidad.

El placer, en sus acepciones y vivencias más amplias, es una necesidad natural de los seres humanos; por lo tanto, mucho haremos con no obstaculizar con falsas creencias y actitudes inquisitoriales, el ejercicio del derecho al placer de cualquier persona, independientemente de sus características, potencialidades y limitaciones.

En general, los conocimientos, actitudes y habilidades que son necesarios para la educación sexual de las personas con limitaciones observables en distintas etapas de la vida, son los mismos que para el resto de la población.

A continuación muestro un cuadro con algunos contenidos que resultan relevantes y útiles para impartirse en diferentes etapas vitales.

Sugerencias de contenidos temáticos de educación sexual en personas con limitaciones observables, según la etapa de la vida

INFANCIA

Anatomía y fisiología básicas de los órganos sexuales, de modo sencillo y tangible.
Imagen corporal, que incluya similitudes y diferencias de los cuerpos femeninos y masculinos.
El respeto al propio cuerpo y al de los demás.
Higiene del cuerpo en general y de los órganos sexuales en particular.
Información básica sobre reproducción.
Información sobre el riesgo y algunas medidas preventivas del abuso sexual hacia infantes.

ADOLESCENCIA

Información sobre la pubertad y la adolescencia.
Enamoramiento y noviazgo.
Autoerotismo y masturbación.
Ciclo menstrual y poluciones nocturnas.
Relación erotismo-reproducción.
Infecciones de transmisión sexual.
Embarazo no deseado y aborto.

EDAD ADULTA

Amor, noviazgo y matrimonio.
Erotismo y reproducción.
Vida sexual responsable.
Infecciones de transmisión sexual.
El derecho al placer.

Como se ha mencionado antes, en el anterior cuadro se incluyen algunas simples sugerencias para trabajar con los individuos en sus diferentes edades. Estas sugerencias se pueden enriquecer sustancialmente tomando en cuenta las necesidades expresadas directamente por cada persona, para lo cual recomiendo que quienes decidan trabajar aspectos de educación sexual en cualquier ámbito, utilicen una encuesta previa para asegurarse de que la información será eficaz y oportuna, correspondiendo a las genuinas necesidades de los educandos.

A continuación formulo algunas estrategias que pueden facilitar la labor de brindar educación sexual a las personas con limitaciones observables.

Personas con sordera

Quienes tienen una hipoacusia significativa presentan sus mayores dificultades en el proceso de comunicación, debido a que su comprensión del lenguaje verbal y escrito es muy limitada, del tal suerte que aun cuando se encuentren alfabetizados, tendrán problemas para contextualizar los términos que no tienen un referente concreto, por ejemplo: para una persona con sordera resulta ininteligible la palabra *feminidad* así como son incomprensibles *erotización o derecho al placer*, pues la integración de conceptos subjetivos no se consigue. Por lo anterior, es preciso echar mano de las técnicas que se usan en los *métodos de comunicación total*; éstos generalmente se aplican en las escuelas de educación especial: lenguaje manual, lectura labio-facial, método de señas y la lecto-escritura convencional. Sugiero la utilización de materiales audiovisuales, secuencias de imágenes (por ejemplo, para explicar el ciclo menstrual y el embarazo), así como la manipulación de modelos anatómicos. Es de vital importancia que cuando las personas con sordera estén recibiendo alguna información al respecto, cuenten con el apoyo de algún asistente que facilite la interpretación y comprensión de términos y contenidos de difícil acceso.

Cuando la persona con sordera no tiene algún problema intelectual agregado, puede obtener un grado suficiente de información que le permita entender las funciones básicas de su desarrollo y desempeño sexual, adquiriendo responsabilidad sobre sí mismo.

Por lo general, las personas con sordera no tienen mayores dificultades en su desempeño erótico y en asumir las responsabilidades que implican la vida en pareja, el matrimonio y la paternidad y la maternidad. Sin embargo, resulta prudente informarles que existe la posibilidad de que la situación de sordera sea en algunos casos, hereditaria.

Personas con ceguera

En términos generales, las personas con ceguera congénita tienen grandes dificultades en lo concerniente a la formación de imágenes mentales, a la ubicación espacial y a la comprensión de conceptos que no tienen un referente concreto. Por ejemplo, las personas que nacieron con ceguera o que la adquirieron a edad temprana, difícilmente podrán comprender o construir la imagen mental de un crepúsculo.

Es distinta la situación de quienes a edad mayor adquirieron la ceguera, puesto que han tenido experiencias visuales que les permiten tanto una adaptación a su medio como un claro entendimiento de la información que actualmente reciben, aun cuando ésta no disponga de referentes concretos. Es decir, en esta circunstancia la persona sí puede tener la imagen mental de un crepúsculo mediante la remembranza de sus contactos visuales previos a la ceguera.

Si tomamos en cuenta estas consideraciones en la tarea de brindar educación de la sexualidad a las personas con ceguera, entonces tendremos un referente que nos podrá indicar los posibles grados de comprensión que tendrán las personas al recibir la información. Se podrá luego elegir los materiales didácticos y las estrategias pedagógicas más apropiadas.

Como en todos los casos, es recomendable que en las personas con ceguera la educación formal de la sexualidad se inicie en edades tempranas. También es propicio incorporar a la familia en este proceso, ya que será de vital importancia el apoyo de quienes conviven con ellas para dotarlas de información y materiales concretos que faciliten su comprensión integral de los diversos aspectos relativos a su educación sexual.

Para una persona con ceguera es muy importante contar de inicio con una imagen corporal *ajustada a la realidad*. Por ello es necesario que primeramente se trabaje la autoexploración y el moldeamiento de la propia corporalidad en diversos materiales, alternando modelos de la corporalidad completa con regiones anatómicas, miembros, órganos o sistemas que le permitan tener una idea más clara de la ubicación, forma, función e interrelaciones de las partes del cuerpo. Es esencial la relevancia de la autoexploración física de niñas y niños, pudiendo ser de gran ayuda *la exploración directa en el cuerpo de sus padres*. De esta forma encontrarán identificación con quien pertenece a su mismo sexo y conocerán la anatomía del otro. Por supuesto, esta tarea implica un cuidadoso trabajo para sensibilizar a los padres y madres de familia a efecto de desarrollar actitudes positivas de apoyo y respeto, sirviendo de modelos naturales en el proceso de aprendizaje de sus hijos.

En el caso de adolescentes y adultos que no tengan acceso a la exploración directa del cuerpo de una persona del otro sexo, es conveniente utilizar modelos anatómicos que afortunadamente ya existen *ex profeso* para tales fines y que son básicos para ilustrar aspectos como el coito, el embarazo, el uso correcto del condón, el parto, etc. De hecho, esto sólo es factible con muñecos sexuados y modelos anatómicos fieles a la realidad.

Hay un recurso que se presta a controversias, cuestionamientos de orden legal y consideraciones éticas, que sin embargo puede representar una buena alternativa para que las personas con ceguera accedan a la exploración de un cuerpo real, lo que les permitirá conocer las características del otro sexo: la utilización de parejas vicariantes, es decir, personas que previo entrenamiento y dentro de un marco ético, sirvan de modelos para clases de anatomía cuyo medio de exploración sea el tacto. Desde el enfoque humanista esta alternativa se plantea como una manera de cubrir la genuina necesidad de quienes por el hecho de no ver no disponen de la libertad de conocer directamente la corporalidad del otro sexo.

Mientras las personas con ceguera no presenten alguna limitación intelectual, tienen la posibilidad de desempeñarse satisfactoriamente en los ámbitos laboral, académico y social en general, por lo tanto no tendrían dificultades en asumir responsabilidades de su vida afectiva y sexual, ni en algunas de sus implicaciones como el embarazo, la paternidad y la maternidad.

Personas con limitaciones intelectuales

Los individuos con déficit del intelecto, habitualmente tienen dificultades para apropiarse de información, retenerla, establecer relaciones entre hechos e información, en la solución de situaciones problemáticas y en lo que se ha llamado creatividad espontánea.[8] Lo anterior obliga a que para la educación sexual de estas personas se tengan en cuenta las siguientes consideraciones.

El área experiencial (o contacto directo con los materiales, así como las dramatizaciones) es un medio en el que las personas con limitaciones intelectuales pueden obtener aprendizajes significativos, más fácilmente que de actividades centradas en la conceptualización. Así, la exploración directa en que intervengan los sentidos, será una actividad vital para la adquisición de información. De esa manera, la manipulación de modelos anatómicos, muñecas y muñecos sexuados, muñecas embarazadas y distinto material audiovisual, serán medios imprescindibles para una didáctica óptima. Es clave que la información impartida sea lo más concreta posible acorde a los temas seleccionados, así se disminuye la posibilidad de ocasionar confusiones. Habrá que repetir la información con periodicidad para facilitar la comprensión y la memorización de los temas.

En virtud de que las personas con limitaciones intelectuales no tienen la misma asimilación que el resto de la población, ciertos aspectos (privacidad, límites de contacto físico, vergüenza, los riesgos en general, los abusos sexuales) podrán manejarse mediante la dramatización de situaciones en las que la persona busque privacidad para explorarse, masturbarse, aprenda a cuidar de no mostrar regiones de su corporalidad censuradas por la sociedad (para evitarse problemas adicionales e incluso agresiones) y en las que establezca límites de contacto físico. De manera especialmente importante habrá que representar situaciones en las que aprenda a identificar situaciones de peligro por un eventual abuso sexual, así como de las estrategias a seguir para evitarlo.

Es muy importante incorporar a la familia en estos procesos, ya que en muchas de las ocasiones serán sus miembros quienes apoyarán a la persona en el ejercicio de su vida afectiva y sexual y tomarán decisiones que en general favorezcan el bienestar del individuo que cuenta con alguna limitación intelectual.

Resulta esencial que la situación de cada persona con limitaciones intelectuales sea revisada por un equipo interdisciplinario que incluya el concurso de la familia para que juntos determinen la pertinencia del matrimonio y las posibilidades de asumir la responsabilidad de la paternidad o maternidad según sus condiciones intelectuales, de independencia, de capacidad laboral, de adaptación social, etcétera.

Merece un comentario adicional el controvertido tema del derecho a la paternidad en las personas con limitaciones intelectuales. Por un lado hay quienes defienden la idea de que este derecho debe ejercerse sin ninguna restricción, por el solo hecho de que cualquier persona tiene la facultad de decidir su situación en ese sentido. Creo que tal posición puede ser bien intencionada pero simplista, pues se pierde de vista que el nuevo ser en muchos casos no será atendido por sus progenitores, sino que queda bajo la custodia de los abuelos u otras personas. En otras circunstancias más adversas, será el propio hijo o hija quien a corta edad tendrá que hacerse responsable de su madre o padre, invirtiéndose entonces los papeles y sujetando a los hijos a la tarea de custodiar a quienes deberían brindarles protección.

Considero que más allá de cualquier simplificación, son importantes las asesorías multidisciplinarias que, con un enfoque centrado en la persona y con la mayor objetividad y realismo posibles, coadyuven en la toma de tan importantes decisiones como son la procreación biológica y la puericultura de las personas con déficit intelectual.

Personas con parálisis cerebral o alteraciones neuromotoras

En este caso, la persona tiene grandes dificultades de coordinación motora, movimientos involuntarios y limitaciones en tareas que requieren precisión y coordinación motriz, lo cual condiciona que sean individuos que necesitan apoyo en diversas actividades cotidianas. Cuando la persona no cuenta con alguna limitación de orden intelectual, lo cual es muy frecuente, sus procesos de aprendizaje poseen condiciones semejantes a la población regular, así que la manera de impartirles información sobre temas de sexualidad no difiere de los contenidos y los métodos más comunes, pues su nivel de conceptualización les permite a las personas con alteraciones neuromotoras establecer relaciones claras entre la información recibida y su propia visión o perspectiva en el área sexual.

Aun cuando me estoy resistiendo (por una rebeldía conciente) a escribir lo siguiente, debo admitir que en la realidad, las personas con alteraciones neuromotoras frecuentemente se enfrentan a una situación de rechazo social por el juicio adverso que comúnmente se establece respecto de quienes se alejan de los modelos de belleza preestablecidos; en efecto: debido a que tanto el aspecto físico como los movimientos de las personas con esta clase de alteraciones distan mucho de los estereotipos vigentes, "el rechazo, la ausencia de mirada valorativa del otro y la soledad resultante son peores que un dolor físico; este dolor se apodera enteramente de uno y no puede ser localizado en alguna parte del cuerpo".[10]

Lo antes señalado representa un obstáculo para conseguir pareja, al menos una que no viva la misma circunstancia. Además se ve afectada la autoestima y con ella el nivel de seguridad en general, máxime en las personas que han experimentado rechazos en forma abierta y, en consecuencia, tienen dificultades para aceptarse a sí mismas.

Por otra parte y ya en el terreno de lo erótico, las dificultades de coordinación y los movimientos involuntarios pueden condicionar frustraciones a la pareja que desea una penetración, por lógicas razones. Aquí surge una situación que amerita un amplio debate, sobre todo en el territorio de los valores y la ética, ya que en los casos extremos es posible que estas personas requieran del apoyo directo de un tercero para conseguir sus propósitos, en vías de enriquecer su experiencia erótica. Por lo tanto, el cuestionamiento consiste en que si la familia u otras personas que estén en disposición de brindar estos apoyos a la pareja de alguien con alteraciones neuromotoras, cuenta con elementos formales y éticos para auxiliarles de manera eficiente y respetuosa. Ante tales circunstancias, se vuelve relevante la asesoría que los especialistas de la sexología pueden aportar a la propia persona afectada en primer término y a la familia y su pareja, con el objeto de concientizarles sobre la importancia de la vida erótica de la persona y de los apoyos que requerirá.

Pese a que las personas con limitaciones neuromotoras generalmente no presentan limitantes para obtener información sobre sexualidad, para asumir responsabilidades en su desempeño erótico, en la paternidad y en muchas otras áreas de su vida, es en lo social donde se presenta su mayor dificultad, debido a la falta de respeto a la diversidad y, en general, de aceptación social hacia lo diferente.

Personas con lesiones medulares

Por lo general las lesiones medulares son productos de accidentes y condicionarán la afección que produzcan tanto al grado como al nivel de la médula espinal en que se presenten.[9]

La columna vertebral está compuesta por 7 vértebras cervicales, 12 vértebras dorsales, 5 vértebras lumbares, el sacro y el cóccix. A través de la columna transcurre la médula espinal, elemento del sistema nervioso central con funciones sensitivas y motoras esenciales.

Una lesión dorsolumbar que seccione la médula da lugar a una parálisis de los dos miembros inferiores, a partir de los muslos (paraplejia). La sección a nivel dorsal medio, paraliza los miembros inferiores y el tronco, a partir del tórax. La lesión medular completa en la región cervical produce una parálisis del tronco y de las cuatro extremidades (cuadriplejia).

En ocasiones, la lesión medular produce contracciones en los músculos aductores y en el elevador de ano, lo que origina que el coito sea muy difícil; en estos casos se requieren procesos de reeducación postural para conseguirlo.

Se muestran esquemáticamente en los dos cuadros siguientes las alteraciones más significativas en la función sexual y en el erotismo que presentan las mujeres y los hombres que han tenido lesión medular:

Alteraciones sexuales en mujeres con lesión medular

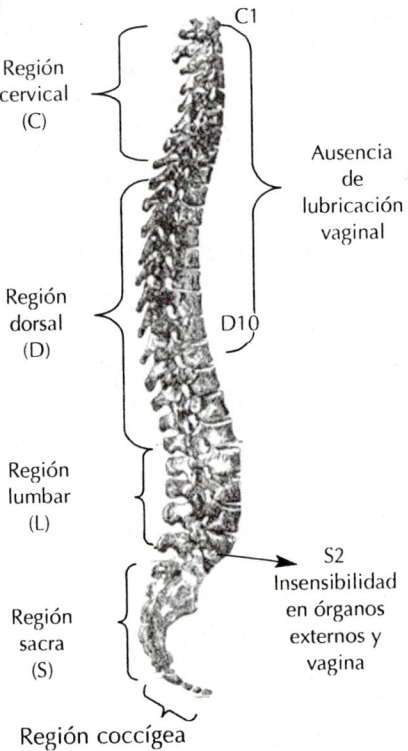

Cuando hay lesión completa del nivel D10 hacia arriba, se produce ausencia de lubricación vaginal. Cuando la lesión es de S2 hacia abajo, hay insensibilidad en órganos externos y vagina.

La movilidad y la sensibilidad estará alterada en las diversas áreas del cuerpo e influirá decisivamente en la calidad de vida de la persona.

En primer término, una situación crítica que enfrenta el lesionado medular es la supervivencia, pues la gravedad de la lesión puede poner en peligro su vida. Pasado el peligro, es difícil la adaptación a una nueva forma de vida que incluye una imagen diferente de sí, otra forma de desplazarse, hábitos cotidianos desconocidos hasta entonces, posibles pérdidas o cambios de actividades laborales o escolares, e incluso

Erección y eyaculación en hombres con lesión medular

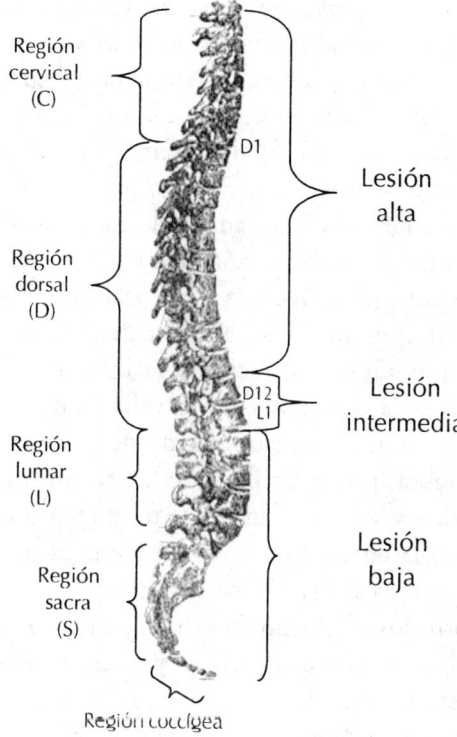

- Puede haber erección mecánica y no es sentida por el varón.
- Es posible la penetración, la erección se pierde rápidamente, no hay control de la eyaculación ni sensación de las contracciones durante el orgasmo.

- Erección mecánica, eyaculación difícil o ausente. No se percibe la sensación de contracciones musculares orgásmicas.
- Si hay daño en el centro sacro, la ausencia de erección y eyaculación es definitiva.

- Si la región sacra se encuentra intacta, hay erección refleja y psicógena de mala calidad. Puede haber coito en el 50% de los casos.
- Es posible una eyaculación, habitualmente precoz.
- Orgasmo atenuado.
- Si se lesiona la región sacra (S2,3,4) sólo puede haber erección psicógena, débil e insuficiente para el coito.

Se considera como centros medulares de la erección a T12, L1, L2, S2, S3 y S4. En ellos existen fibras sensitivas y motoras del sistema nervioso autónomo.

Cuanto más baja es una lesión, más repercusiones tiene en la erección.

el pasar a ocupar y desempeñar roles de menor jerarquía o valor en la familia; es decir, una persona puede pasar de ser un pilar en la convivencia o en la economía familiar a ser alguien vulnerable, enfermo y totalmente dependiente. Repentinamente su imagen propia y su autoestima se derrumban y tras la crisis de salud física, comienza la existencial, en la que pude ir de una verdadera depresión a una actitud de rencor a la vida. "La pérdida exterior es vivida de forma inmediata y depresiva como un vacío interior".[10] Aquí se hace necesaria la ayuda psicológica para apoyar el proceso de aceptación e incorporación de la persona a su nueva situación.

Un aspecto que es importante mencionar y me llama particularmente la atención, es que en los programas llamados "de rehabilitación integral", que se supone enfatizan la reeducación física, la readaptación a la vida diaria y en ocasiones alguna capacitación laboral básica, se deja totalmente de lado la vida sexual de la persona. Ni siquiera se brinda orientación o canalización para que el paciente, la familia o la pareja reciban información relativa a la situación sexual presente y las alternativas reales que existen.

Propongo que una vez que la persona haya superado la situación crítica de salud física, a la par que la rehabilitación física y ocupacional, se brinde atención psicológica que apoye a la persona frente a su nueva situación corporal y social, que mejore su autoimagen y estima personal. Durante esta fase resulta vital proporcionar la información exacta a la propia persona, a la pareja si la hay, y a la familia cuando se considere importante su participación en la recuperación de la vida sexual del paciente. Es esencial saber, por ejemplo, que la sección medular ha dificultado la motricidad y sensibilidad desde tal o cual nivel hacia abajo, explicarle a la persona cuáles son las consecuencias de la paraplejia (inmovilidad de la cintura hacia abajo) o cuadriplejia (inmovilidad de cuello hacia abajo), los trastornos sensitivos en cada caso, los trastornos en el control de esfínteres y, por su puesto, la afección de la erección y la lubricación vaginal.

Mediante el apoyo psicológico y la orientación sexológica se puede lograr una aceptación de la nueva condición, estimular un sentimiento de valía y de capacidad, además de conciencia del merecimiento de las gratificaciones, incluyendo el erotismo y el amor. Será muy posible entonces una recuperación que además de satisfactoria se produzca en un período de tiempo más corto.

Una situación que frecuentemente genera angustia en las personas con lesión medular es el enfrentarse a sí mismas y a la sociedad con su nuevo aspecto, que generalmente será el de una persona que ahora requiere de silla de ruedas, muletas u otros aparatos ortopédicos, además de necesitar apoyos para situaciones que previamente realizaban en forma autónoma.

En el aspecto sexual, y sobre todo cuando la lesión ocasiona insensibilidad en el área genital (órganos sexuales externos), las personas se adjudican una minusvalía en tanto hombres o mujeres y se consideran como inútiles ante su pareja o ante la posibilidad (que se introyecta como imposibilidad) de establecer relaciones amorosas y eróticas, lo cual tiene que ver con la sobrevaloración que en nuestra sociedad se otorga al pene y la vagina, como si éstos fueran los únicos responsables de brindar y recibir placer erótico.

Es muy importante que una persona que presenta una lesión medular reciba una orientación muy precisa con respecto a sus posibilidades eróticas y en el caso de tener una pareja, es esencial que se le adiestre en técnicas que favorezcan la desgenitalización de la vida erótica. Este proceso requiere de cambios ideológicos, actitudinales y en el ejercicio erótico en pareja.

"La capacidad de amar, de recibir y proporcionar placer es múltiple e infinita; por lo que, cuando tenemos que expresar nuestra sexualidad de forma diferente a como habitualmente lo hacíamos, no realizamos una sustitución, sino que estamos aprovechando esa amplia capacidad que poseemos".[5]

Algunas ideas para favorecer la educación sexual de personas con limitaciones observables

1. Es necesario que los sexólogos aludan al tema de la sexualidad en personas con limitaciones observables en sus diferentes ámbitos de actividad profesional.
2. Es imprescindible que los procesos de educación y rehabilitación especiales incluyan la educación de la sexualidad, tanto en sus aspectos informativos, como en los prácticos, tales como brindar técnicas concretas que faciliten el ejercicio responsable y libre de quienes requieren de tales procesos.
3. Es conveniente crear materiales y talleres de sensibilización para las familias de personas con limitaciones observables, con la finalidad de concientizarles sobre el respeto y apoyo que necesita el miembro de la familia que cuenta con una limitación observable.
4. Es fundamental crear los medios idóneos para que los familiares de personas con limitaciones observables dispongan de una asesoría directa que les dote de elementos para brindar educación de la sexualidad y favorecer el derecho al placer de esas personas.
5. Quizá la más importante alternativa consiste en crear espacios donde las personas con limitaciones observables puedan expresar *desde su propia vivencia y perspectiva* los requerimientos para acceder a una experiencia sexual plena, responsable y digna.

Comentarios finales sobre educación sexual en personas con limitaciones observables

Es pertinente la utilización de términos que tiendan a *resignificar* conceptos rumbo a la inclusión y la equidad de las personas que cuentan con alguna limitación física, sensorial o intelectual. Creo que esta resignificación podría ser mi propuesta de denominación llamada *personas con limitaciones observables*.

Es importante dirigir la concientización de igualdad de condiciones humanas y derechos de vida, incluyendo el placer en sus más amplias acepciones, no sólo a la comunidad en general, sino también y especialmente a las propias personas con limitaciones observables. Es urgente que salgan de su tradicional papel de seres inferiores, enfermos y sin perspectiva de un proyecto de vida digno e integral.

La educación sexual humanista es la mejor vía para que las personas con limitaciones observables se acepten merecedoras de un ejercicio erótico responsable y libre.

Es preciso que tanto en las escuelas de educación especial como en los centros de rehabilitación y en lo medios de comunicación social, se instrumenten no tanto "teletones" como programas integrales permanentes que entre muchos otros aspectos contemplen educación y asesoría sexuales para las personas con limitaciones observables y sus familias.

Resulta vital que quienes funjan como educadores de la sexualidad para personas con limitaciones observables, tengan además de una formación sólida, una actitud ética que les permita reconocer a esas personas como seres humanos integrales, con necesidades y derechos de igual importancia y valor que los del resto de la población, cuyas limitaciones no son observables.

Es responsabilidad de los profesionales de la sexología conocer y difundir información sobre el derecho al placer de todas las personas, así como ofrecer alternativas y opciones prácticas para el desempeño de su vida erótica.

Sobre el derecho al amor y al erotismo de las personas con limitaciones observables: formas de concreción

El amor y el erotismo no distinguen cuerpos mutilados o disfuncionales, sino personas siempre enteras con la capacidad para explorar y recrear su placer sexual y sorprenderse con la magia del enamoramiento.

Una situación común es el hecho de que a las personas con limitaciones observables se les considere ajenas a las experiencias sexuales, ya sea porque a las limitantes corporales o intelectuales se les ve aún como enfermedades, y desde esta idea errónea se presupone que el placer no está destinado a este grupo de personas "enfermitas"; o bien porque en muchos casos al erotismo se le sigue dando un valor negativo de maldad o pecado; resulta difícil concebir que estas personas puedan cometer actos tan sucios. En este mismo tenor de la marginación, se nos ha hecho entender a través de la publicidad que los placeres de la vida (riqueza, conquista, erotismo, etc.) están destinados para quienes cumplen ciertos requisitos preestablecidos de belleza, que bien cabe decir son escasos en todos los grupos sociales y por lo tanto parece ser que los individuos que más lejanos se encuentran de esos modelos estereotipados son los que muestran alguna limitante ostensible y por ello deberán confinar sus aspiraciones y necesidades amorosas y sexuales en el interior de sus cuerpos incompletos y poco apetecibles.

Un prejuicio más con el que se justifica la anulación de la sexualidad de las personas con limitaciones observables es insistir en que el coito un acto exclusivo para la reproducción, y a quienes viven sin algún miembro o sin la función de un órgano se les cree incapaces de ejercer la paternidad o maternidad. Y también es cotidiano que a las personas que por alguna lesión o iatrogenia carecen de una anatomía y funciones adecuadas de sus órganos sexuales externos pélvicos, se les vea como incapaces de desempeñarse en el terreno erótico debido a la mentalidad equivocada de percibir a la sexualidad humana con una visión enfocada a la genitalidad.

Personas con ceguera

El tono de tu voz agitada y la fragancia que te envuelve se mezclan y empiezan a escurrir por las pendientes de tu cuerpo desnudo como diminutos ríos de sal luminosos; entonces yo y mi sed comenzamos a saciar el impulso inmediato, y la lengua en que se ha convertido todo mi cuerpo, se extasía de ti, para entonces no necesito verte, pues conozco el secreto de cada uno de tus poros titilantes en el instante en que estallamos juntos en el centro de este infinito en que se han convertido nuestra sábana y nuestro breve rincón.

Si partiéramos de la idea implícita en la frase popular "de la vista nace el amor", entonces sería difícil concebir cómo las personas con ceguera pudieran experimentar la vivencia del enamoramiento; por lo tanto, me parece valioso plantear algunas consideraciones respecto de los factores que pueden ser relevantes dentro de este tema:

1. Sin duda que la vista desempeña un papel muy importante en el conocimiento de las características tanto de objetos como de personas y, ciertamente, en la generación de sensaciones de gusto y atracción, lo que a su vez podría llevar a un proceso de enamoramiento entre dos personas. En el caso de las personas con ceguera esta posibilidad puede reducirse aritméticamente, pues los contactos visuales con otras personas son nulos, y aunque exista cercanía física con otras personas, mientras no haya contacto por otros medios (audición, tacto, etc.) pasarán inadvertidas y se tornará lejana la posibilidad de experimentar gusto y atracción por quienes se encuentran alrededor; sin embargo, hay una consideración muy importante y es el hecho de que las personas con ceguera, si bien no pueden ver, *sí observan*, esto bajo el criterio de que la observación es una percepción integral, o sea, un contacto con todos los sentidos y una interpretación vivencial integral.

Así, una vez que la persona con ceguera establece algún tipo de contacto con alguna otra persona, puede empezar a encontrar rasgos físicos, de personalidad, emocionales, de comportamiento, intelectuales, etc., que le resulten agradables y de esta manera iniciar la experiencia del enamoramiento, que con toda certeza no será muy distinta de la de quienes ven.

Por otra parte, es importante que no descartemos la posibilidad de que el gusto y la atracción puedan surgir de una persona que cuenta con la visión hacia una persona con ceguera.

Puede observarse que con frecuencia se conforman parejas en que ambos son personas con ceguera y en mi opinión esto se debe fundamentalmente a que quienes cuentan con esta característica establecen círculos cerrados de convivencia.

2. Para una persona que perdió la vista durante el período de adolescencia o después, pueden ser relevantes los rasgos físicos de la persona para sentir atracción o no, puesto que en la edad en que dejó de ver seguramente ya contaba con algún esquema que podríamos llamar "ideal de belleza" y en adelante le resultará más gratificante relacionarse amorosa o eróticamente con personas que cuenten con tales características.

Por su parte, las personas cuya ceguera es congénita o adquirida en los primeros años de su vida, por supuesto que no cuentan con una imagen visual que para ellos represente belleza o fealdad, sino que estos conceptos los introyectará de acuerdo con la información que recibe del exterior, por ejemplo: aunque los términos rubio, moreno, ojos verdes o azules, no tengan un significado en su experiencia interior, es muy posible que la persona aprenda que resulta mayormente deseable alguna de estas características para quienes ven y en esta forma seguir este patrón a la hora de buscar una pareja.

Cabe señalar que muchas personas, aun cuando cuentan con la vista, se enamoran sin conocer físicamente a su pareja, por ejemplo mediante el correo convencional, a través de los buzones sentimentales de revistas y periódicos, mediante la comunicación telefónica y, más recientemente, por medio de internet.

3. En el área del erotismo las personas con ceguera no tienen acceso a los estímulos visuales; sin embargo, para quienes contaron con el sentido de la vista hasta la adolescencia o después, el recurso de los recuerdos o la fantasía pueden ser elementos valiosos, y de esta forma cuando alguien les describe una imagen o escena en que se explícita material sexual, pueden tener aproximaciones muy cercanas a la imagen o escena descrita.

Por otra parte, las personas con ceguera pueden acceder a las sensaciones táctiles, a los estímulos auditivos, olfativos, gustativos y a su creatividad para obtener experiencias placenteras en acciones autoeróticas y experiencias compartidas, y seguramente que las personas con ceguera pondrán a disposición de su placer la sensibilidad desarrollada en el resto de sus sentidos merced a la carencia de la vista.

Un dato curioso que deseo enunciar es que los terapeutas sexuales a menudo suprimen la vista a sus consultantes para efectuar ejercicios de sensibilización y de exploración corporal, y en diversos momentos de los procesos mediante los cuales se atienden las disfunciones de la vida erótica.

Personas con sordera

Aunque mi voz subsista como una sombra imperceptible entre mi corazón y mi garganta, puedo con mis manos, mis ojos, con mi gesto y con todo lo que soy en este instante, ¡gritar todo el amor que soy capaz de sentir!

Las personas con sordera presentan una particularidad compleja, en el sentido de que al carecer de la posibilidad de escuchar, esta circunstancia conlleva que tampoco puedan expresarse verbalmente, y es que el acto de hablar se aprende imitando las voces que son escuchadas. En el ámbito de lo amoroso y lo erótico, esta situación da características especiales a la forma en que asumen estas experiencias.

1. Las personas con sordera tienen la oportunidad de visualizar a muchas personas por las que sienten gusto o atracción; sin embargo, en mi convivencia con ellas he podido darme cuenta de que presentan grandes dificultades de comunicación, sobre todo con personas que no comparten su lenguaje; por lo tanto, las personas con sordera conforman grupos cerrados de personas que comparten un lenguaje común, y aunque no puedo generalizarlo, sí puedo advertir que muchas de estas personas reducen sus posibilidades y sus estrategias de conquista con respecto a personas oyentes. Me parece importante mencionar que muchas personas con sordera tienen la posibilidad de establecer relaciones amorosas, en virtud de que el contacto visual puede favorecer la atracción recíproca con otras personas.

2. En términos generales puedo decir que las personas con sordera no enfrentan limitantes en su desempeño erótico, salvo el hecho de que no podrán incluir estímulos auditivos en sus acciones autoeróticas y, sin embargo, en las experiencias compartidas pueden percibir la vibración, la intensidad de las voces de sus compañeros sexuales.

De la misma manera en que establecen códigos de comunicación para facilitar la comprensión con sus familiares y amigos, las personas con sordera pueden hacerlo para la conquista y la convivencia erótica.

Personas con lesión medular

Cuando supe que una parte de mi cuerpo dormiría quizá para siempre, me vi en el destierro del mundo de las sensaciones y del placer. Ahora que me veo entera y con muchas áreas de mi cuerpo alertas para sentir, soy capaz de arriesgarme a dar y recibir ternura, caricias y besos para tranquilizarme, emocionarme, agitarme enteramente y, ¿por qué no?, darme y compartir un orgasmo.

Con gran frecuencia las personas que padecen de una lesión en la médula espinal y, por lo mismo, ven afectadas la sensibilidad o la función de sus órganos genitales, cancelan su vida erótica, lo que sin duda se debe a una educación llena de prejuicios y a una sobrevaloración de la genitalidad. Me parece importante que hablemos de las posibilidades reales que las personas con lesiones medulares tienen en el terreno del placer sexual y de esta manera contribuir a la construcción de una ideología incluyente y respetuosa de los derechos sexuales de este sector de la sociedad.

Aunque existen lesiones medulares que pueden inmovilizar o dejar insensible una buena parte del cuerpo, generalmente existen áreas que conservan la capacidad de sentir. Es aquí cuando puede ser relevante la afirmación de que nuestro órgano sexual de mayor extensión es la piel, y esta aseveración se puede traducir, entonces, en puertas abiertas para el contacto. Habitualmente las personas con lesión medular conservan la vista, el oído, el olfato, el gusto y sensaciones en ciertas áreas del cuerpo, y si a ello agregamos el deseo y la creatividad, entonces tenemos el panorama de un gran potencial que si se sabe aprovechar, puede representar, en términos vivenciales, experiencias eróticas placenteras y enriquecedoras, consigo y con quienes se compartan dichas vivencias.

Las lesiones medulares, a diferencia de otras limitaciones observables, representan para la persona una particularidad, y es el hecho de que en este caso será esencial y determinante la intervención de un especialista en el área de sexología, al menos en un gran número de casos, para lograr reestablecer el desempeño erótico. Y aunque parezca una obviedad, es preciso decir que para todos los casos habrá siempre una alternativa.

Las personas con una lesión medular, aun cuando pueden carecer de sensibilidad genital, cuentan con grandes recursos para ponerlos a disposición de su placer y enriquecer cada vivencia sexual a solas o en compañía, ya que pueden utilizar la boca, la lengua, el olfato, la audición y todas sus áreas corporales independientemente de si hay sensibilidad o no; es decir, su vida sexual puede ser satisfactoria sin centrar el desempeño en el pene o en la vagina sino en una experiencia más integral y creativa.

Los terapeutas sexuales a menudo recomiendan las técnicas de desgenitalización para enriquecer el repertorio sexual de las personas.

Cuando una persona con lesión medular recupera su desempeño erótico, es una conquista de vida, pues significa acceder al paraíso que se veía como perdido, es reconocerse como un ser valioso que vuelve a despertar para disfrutar lo que le ha sido dado.

Personas con mutilaciones externas

Aunque una persona carezca de una parte o miembro de su cuerpo, no dejará de ser un individuo entero con la capacidad de experimentar cada contacto y cada emoción como una vivencia completa.

La mayor dificultad que enfrentan las personas que presentan una mutilación corporal expuesta en su desempeño erótico, tiene que ver con el miedo al rechazo por parte de la pareja y, en muchas ocasiones, con la dificultad de la propia aceptación. Circunstancias como el miedo al rechazo y la no aceptación, pueden condicionar bloqueos y dar origen a disfunciones de la vida erótica; sin embargo, cuando las personas con mutilaciones cuentan con un nivel de autoestima apropiado o con el apoyo terapéutico adecuado, pueden aspirar a un desempeño sexual aceptable y sobre todo satisfactorio.

En el terreno amoroso, las personas que presentan mutilaciones visibles y cuya estima propia tiende a ser baja, con frecuencia son afectadas por los introyectos sociales como los modelos de belleza y la idea de la perfección física, y esto suele representar un obstáculo para intentar establecer relaciones amorosas, pues la persona se vive sin derechos a gustar a otros por su imagen de incompletud corporal.

Una persona con alguna mutilación y cuya estima propia es positiva, puede buscar relaciones amorosas sólo con la angustia propia de la incertidumbre natural de este hecho.

Personas con alteraciones neuromotoras

Admitir los modelos comerciales de belleza como los únicos aceptables denota una limitante para buscar y encontrar la belleza original y el gusto auténtico.

Las personas con alteraciones neuromotoras o parálisis cerebral, se encuentran con que en muchas ocasiones sus rasgos físicos no sólo no concuerdan con los estereotipos de belleza vigentes, sino que además, por el hecho de presentar ciertas expresiones faciales, movimientos involuntarios, sialorrea, dificultades en la articulación del lenguaje, pueden resultar menos apetecibles en una sociedad donde se fomenta la comparación y persecución de ideales de belleza comerciales. Esta circunstancia dificulta la consecución de una pareja, sin aseverar que sea imposible, pues afortunadamente los ideales de belleza no son los mismos para todos, además de que también dependerá de los medios empleados por la persona para intentar alguna conquista.

En el aspecto erótico, las personas con alteraciones neuromotoras, dependiendo del nivel de afección, pueden no tener ninguna dificultad, o quizá deban enfrentar la dura realidad de necesitar incluso apoyo para lograr un coito, pues en los casos en que los movimientos involuntarios son de una magnitud elevada, resulta muy difícil la penetración y esta circunstancia puede ser igual para hombres que para mujeres. Por otra parte, las personas con alteraciones neuromotoras cuentan generalmente con buena funcionalidad y sensibilidad en todo su cuerpo; esto será una gran ventaja para lograr un desempeño sexual satisfactorio.

Personas con limitación intelectual

Dios nos libre de vivir una discapacidad amatoria.

Es necesario entender que las personas con limitación intelectual experimentan enamoramientos semejantes a los de una persona cuyo funcionamiento intelectual es adecuado y funcional, pues en el caso de las primeras, su área emocional se encuentra en perfecto estado; la dificultad de estas personas tiene que ver con que usualmente no son aceptadas como pareja amorosa o sexual por personas "normales". Los prejuicios acerca de estas personas, más las realidades como la discrepancia entre la edad cronológica y la edad mental y por añadidura la dificultad para asumir responsabilidades que podríamos considerar mayores, genera la casi improbabilidad de que exista una pareja en que alguno presente una limitación intelectual y el otro no. Así, este sector de la población tendrá que aspirar casi exclusivamente a establecer relaciones de noviazgo y sexuales con personas de su núcleo escolar o laboral y con una limitación semejante.

Las personas con limitación intelectual presentan rasgos particulares en el desempeño de su vida erótica, por ejemplo: algunos varones pueden tener acceso a los servicios de una trabajadora sexual por medio de algún familiar o amigos; muchas mujeres permanecen célibes ante la excesiva custodia de los familiares; en demasiados casos es la familia quien determina si la persona tiene relaciones sexuales o no; a las mujeres se les practica la salpingoclasia para evitar el riesgo de un embarazo en caso de abuso sexual, y esto llama la atención por el hecho de que tal cirugía no se realiza pensando en el bienestar de la mujer y de su disfrute sexual, sino sólo tomando en cuenta las posibles consecuencias reproductivas.

Considero que en el caso de las personas con limitación intelectual, sí es necesaria la intervención de la familia, pero con una actitud positiva, de respeto y responsabilidad para que estas personas accedan realmente a su derecho al placer y en ciertos casos a la paternidad.

Con la información e inquietudes que he planteado en el presente texto, espero lograr que para los lectores quede lo suficientemente claro que las personas con limitaciones observables cuentan con más recursos y posibilidades reales para un ejercicio satisfactorio y responsable de su erotismo y capacidad de amar.

Las barreras ideológicas que se les imponen (desde los círculos más íntimos hasta los más distantes) a las personas que tienen alguna limitante visible, lamentablemente llegan a ser introyectadas por cada sujeto, hasta ser parte de su personalidad y de la manera de asumirse ante sí y ante el mundo que le circunda.

Deseando que exista un despertar fundamentalmente en las personas con limitaciones observables para apropiarse y defender con coraje y dignidad su derecho al amor y al erotismo, tomo prestadas las siguientes líneas escritas por Mario Benedetti a manera de exhortación y solidaridad con quienes, como yo, cuentan con alguna limitación observable y deben enfrentar este mundo perfeccionista y marginador:

> Pero si
> pese a todo
> no puedes evitarlo
> y congelas el júbilo
> y quieres con desgana
> y te salvas ahora
> y te llenas de calma
> y reservas del mundo
> sólo un rincón tranquilo
> y dejas caer los párpados
> pesados como juicios
> y te secas sin labios
> y te duermes sin sueño
> y te piensas sin sangre
> y te juzgas sin tiempo
> y te quedas inmóvil
> al borde del camino
> y te salvas
> entonces
> no te quedes conmigo.[1]

Referencias textuales y temáticas

1. Benedetti, M., *Inventario*, Nueva Imagen, México, 1978.
2. Branden, N., *El respeto hacia uno mismo*, Paidós, México, 1995, p. 122.
3. Bolinches, Antonio, *El cambio psicológico. Autoayuda y crecimiento personal*, Kairós, Barcelona, 1989, p. 44.
4. Cambrón Mondragón, J., "La discapacidad del placer, una limitación ideológica", en: *Memorias del IX Congreso Latinoamericano de Sexología y Educación Sexual*, México, D.F., del 28 al 31 de octubre de 1998, pp. 164-166.
5. Castillo, J., "Personas con necesidades especiales, cambiando la actitud hacia su sexualidad", documento inédito, s/f, La Habana, Cuba.
6. Delfín Lara, Francisco, "La sexualidad de las personas con necesidades físicas especiales", en: *Antología de la sexualidad humana*, volumen III, Manuel Porrúa/CONAPO, México, 1994, pp. 569-593.
7. Goffman, Erving, *Estigma. La identidad deteriorada*, Amorrortu, Buenos Aires, 1986, p. 12.
8. Katz Guss, Gregorio, "La sexualidad en las personas con deficiencia mental", en: *Antología de la sexualidad humana*, volumen III, Manuel Porrúa/CONAPO, México, 1994, pp. 525-568.
9. Masters, Jonson y Kolodny, *La sexualidad humana*, tomo 3, Grijalbo, Barcelona, 1995, pp. 597; 598.
10. Soulier, B., *Los discapacitados y la sexualidad*, Herder, Barcelona, 1995, pp. 15; 16.

CAPÍTULO 11

Las Manifestaciones de la Diversidad Sexual (MDS)*

> Viéndolo bien, todos somos anormales
> (o en otra versión: "bien visto, nadie es normal").
>
> CAETANO VELOSO

Proemio

Existen comportamientos eróticos –implican deseo, excitación u orgasmo– que al distinguirse del guión sexual contemporáneo, esto es, de lo que mayoritariamente se prescribe como aceptable en el ejercicio de la sexualidad, son comúnmente condenados y "etiquetados"; sus autores, sujetos de rechazo, estigma social, calificativos adversos y *patologización*. Esta última es la actitud y práctica de atribuir enfermedad a una conducta no convencional, siguiendo la interpretación del modelo médico tradicional, el esquema clásico salud-enfermedad.

La perspectiva patologizante, con criterios más relacionados con concepciones morales que con la ciencia fáctica, pero atribuyéndose "objetividad" y rigor científico, engloba los comportamientos sexuales que se apartan del *statu quo*, particularmente aquellos que no conducen a la reproducción biológica o que están francamente alejados del modelo sexual hegemónico, en un vasto grupo de "enfermedades sexuales" que han sido denominadas perversiones, aberraciones, desviaciones, degeneraciones, variantes, parafilias, en algunos casos con mero afán descalificador y en otros, por considerarlos variaciones de un tipo "natural" de ejercicio erótico: el coito vaginal.

La inclusión de adjetivos como los anteriores en el lenguaje común y aún en el científico, ha servido para satanizar a las personas que practican sexualidades no convencionales, además de que esa postura prejuiciada ha cancelado el conocimiento más profundo de las conductas sexuales y, peor aún, ha sustituido la relación profesional de ayuda

---

* Versiones alternas o parciales de este capítulo han sido presentadas en 1994 (VII Congreso Latinoamericano de Sexología y Educación Sexual, en La Habana, Cuba), 1996 (VIII Congreso Latinoamericano de Sexología y Educación Sexual, en Montevideo, Uruguay) y 1997 (XIII Congreso Mundial de Sexología, en Valencia, España).

(orientación, terapia) por condenas, admoniciones y "tratamientos" que en ocasiones atentan contra los derechos humanos.

El concepto *parafilia*, según E. Gregersen (1988), se refiere a:

> Las inclinaciones sexuales menos frecuentes, sin tener en cuenta el sexo de los individuos que se prefieren como pareja (sic). Así, no podría hablarse de parafilia en el caso de que un hombre se sintiera atraído por las mujeres como tales, pero si tan sólo se sintiera atraído por las pelirrojas de más de un 1.80 m calzadas con botas de cuero negro, entonces la cosa cambiaría. El término parafilia fue acuñado para reemplazar al de perversión, que posee connotaciones reprobatorias o incluso patológicas.[1]

V. Uriarte (1997), haciéndose eco del DSM-IV o Manual de Diagnóstico y Tratamiento de los Trastornos Mentales, define a las parafilias como:

> Prácticas o fantasías poco frecuentes, extravagantes, intensas y recurrentes, las cuales son necesarias para la excitación sexual; muchas son inocuas, pero son anormales cuando el otro o los otros no están de acuerdo con ellas. Normalmente, las fantasías parafílicas se presentan durante la masturbación o el coito, con el fin de obtener un orgasmo; pero para el verdadero parafílico, estas acciones son indispensables y le provocan conflicto con su pareja, con los demás, o él mismo, porque van contra la voluntad del otro y como consecuencias pueden provocar diversas disfunciones sexuales. Estos trastornos casi nunca se presentan en las mujeres. Se desconoce en gran parte su frecuencia porque en pocas ocasiones el sujeto busca ayuda, ya que no sabe que estas conductas son anormales aun cuando lo incapacitan para formar un vínculo sexual satisfactorio. Las parafilias se presentan solas, como manifestación psicopatológica única o asociadas a diversos trastornos como la esquizofrenia, personalidad antisocial, abuso de drogas y otras alteraciones mentales o bajo un período de estrés. Las parafilias se inician por lo general en la infancia y adolescencia y se asocian a inmadurez emocional y otros trastornos de la personalidad; el sujeto padece de una pobre inserción social. El parafílico ocupa gran parte de su tiempo con el fin de obtener su gratificación sexual; además, los problemas de pareja son frecuentes, en particular cuando ésta se opone a tales prácticas; a menudo presenta dificultades legales, en especial el vouyerista, frotteurista y exhibicionista. El parafílico busca actividades que lo pongan en contacto con el objeto estimulante, como vender calzado femenino o ropa íntima en el fetichista, entrenador deportivo o prefecto de escuelas en el paidofílico o pertenecer a la policía secreta en el sádico sexual.[2]

Según Rubio Aurioles y Velasco Téllez (1994):

> Las parafilias son formas de conducta erótica en donde los métodos por los que se consigue la excitación sexual tienen una estructura de vinculación en la que el componente interpersonal del vínculo no está presente, o bien se encuentra presente, pero en forma muy desbalanceada. Sin embargo, para que una conducta erótica se categorice como parafilia, la forma evitativa del vínculo de consecución

de la excitación debe tener un carácter de requisito, en ocasiones indispensable. Otro rasgo notable es el carácter compulsivo de la conducta. La persona con una parafilia experimenta el deseo por realizar (o fantasear) el acto parafílico de manera incontrolable, resistiendo a la voluntad y con la cualidad penetrante de las ideas obsesivas. Con frecuencia, la experiencia del deseo parafílico o de su actuación es precedida o sucedida de angustia o culpabilidad, aunque esta última característica no está presente en todos los casos.[3]

No obstante, contemporáneamente también hay visiones que tienden a desmitificar y despatologizar los comportamientos sexuales convencionalmente estigmatizados. Así por ejemplo, Gérard Bonnet (1992), al buscar contestar la pregunta ¿qué es una perversión? apunta:

> En el contexto actual y si es posible cambiar los nombres, no será de perversiones de las que habría que hablar sino, más bien, de peculiaridades sexuales. En efecto, aquellos que *stricto sensu* se designan con la expresión perversos sexuales en el vocabulario psicológico o en el psiquiátrico, son las personas cuya sexualidad se ejerce de una manera muy singular, sin que, sin embargo, ellas lo hayan deseado o decidido conscientemente. Esta manera sorprende, desconcierta o bien inquieta, según los casos, pero no deja de cuestionar y de interesar a todos y a cada uno, en la medida en que no hace sino destacar uno y otro componente de la sexualidad humana en el sentido propio y completo del término.[4]

A propósito del término *perversión sexual*, David Reuben (1969) comenta que el término se aplica a:

> Cualquiera que no esté interesado en el pene y la vagina como traducción de la sexualidad. Esto incluye a tipos tales como los exhibicionistas, fisgones, sádicos, masoquistas, fetichistas y otros con gustos semejantes. Se les considera como maniáticos babeantes, de ojos desorbitados, codiciando a una víctima inocente. No ocurre así.[5]

En el medio mexicano, tanto J. L. Álvarez-Gayou (1986) como F. Delfín Lara (1994) hacen importantes aportaciones a la desmitificación de las conductas sexuales consideradas "aberrantes". Así, el primero propone la nomenclatura de *expresiones comportamentales de la sexualidad*:

> Bajo la cual se engloban no sólo las llamadas desviaciones o perversiones, sino que se incluyen otras como bisexualidad, homosexualidad y heterosexualidad.[6]

Delfín postula que en *las expresiones del comportamiento erótico*:

> Aquellos individuos que gozan al expresar su sexualidad de múltiples formas no tienen por qué preocuparse, ya que todo lo que hagan las parejas, de mutuo acuerdo en la intimidad, no requiere permiso y mucho menos sanción; en cam-

bio, las personas que sufran a causa de su comportamiento, más que repulsa por parte de la sociedad, necesitan comprensión y tratamiento.[7]

Al respecto, en una entrevista para una revista de divulgación sexológica que me hizo el periodista Roberto M. Guarneros (1999), he afirmado:

> Como no vivimos una cultura de respeto a las manifestaciones de la diversidad sexual, algo importante es tener cuidado acerca de quien, en qué forma, y bajo qué circunstancias se expresará esa forma de erotismo propio. Hemos de diferenciar lo que son las MDS y lo que es el trastorno obsesivo-compulsivo. Este trastorno es inherente a la persona, no a la conducta que ésta tenga. Si alguien ejerce con compulsividad la llamada parafilia, en ese momento está en problemas porque ya su conducta está regida por esa obsesión. Cuando la persona aprende que ejercer su erotismo con respeto, a gusto con lo que experimenta, sin hacerle daño a terceros, sin obligar a nadie a nada, descubre que esa MDS forma parte de su 'naturaleza social' y de su personalidad; así lo acepta y lo puede vivir sin sentimientos de culpa o de inadecuación".[8]

Quiero abundar en esta línea de reflexión, transcribiendo breves extractos del libro *The Sex-Life Letters* (1972), de Harold y Ruth Greenwald. Este escrito recoge una selección de más de 5 mil cartas dirigidas a la redacción de *Forum*, en su tiempo la revista popular sobre temas sexuales con mayor cantidad de lectores. De allí tomo (escrito entre comillas) tanto el contenido de una carta, como (en letras cursivas, también entre comillas) los comentarios de los editores:

> La desviación sexual es considerada (justamente) con desagrado por parte de aquellos que no necesitan o no se sienten inclinados a apartarse del camino "estrecho y recto". Aquellos que, al igual que yo experimentan esta necesidad, se les califica de distintas formas de acuerdo con cada una de sus "chifladuras". Me preocupa únicamente en el sentido de que me molesta que los expertos médicos-legales puedan atreverse a calificarnos de "enfermos". La desviación es una buena palabra, pero suele interpretarse erróneamente. En forma indirecta, nosotros los "desviados" conseguimos alcanzar la satisfacción sexual; y por lo demás vivimos con toda normalidad y no molestamos a nadie.[9]

Ésta es la respuesta:

> *Cuanto más voy conociendo las necesidades sexuales de la gente, tanto más empiezo a preguntarme si es justo aplicar el término "normal". La diferencia entre las reacciones individuales a toda clase de estímulos es tanta y tan variada que resulta prácticamente imposible afirmar que tal deseo es normal y tal otro no lo es.*
> *Creo que haría falta replantearse toda la cuestión de la desviación y añadir a ello la reeducación de aquellos que presuntuosamente se califican de normales.*

¿De qué se trata al fin y al cabo? De la satisfacción de una necesidad psicológica por medio de un comportamiento que en cierto modo se aparta de lo corriente.[10]

Por ser de interés del tema aquí tratado, transcribo también íntegro, un comentario del consejo directivo de *Forum*, entresacado de la ya citada obra de los Greenwald:

> Este criterio de la normalidad es una cuestión a la que no pueden responder ni los psiquiatras ni sus compañeros científicos, los psicólogos y los sociólogos. Se oye hablar de normas estadísticas y de normas morales, de normas personales y de normas sociales. Pero en todos los casos, una norma es algo relativo.
>
> Los conceptos sexuales de los primeros psicólogos y psiquiatras tendían a seguir una línea religioso-legal que, de acuerdo con los puntos de vista actuales, se consideraría arcaica. Por ejemplo, los pioneros de la sexología Krafft-Ebing y Havelock Ellis consideraban que la masturbación era "vergonzosa", "pervertida", "degenerada" y "desagradable", términos extraídos directamente del diccionario moralista. Y de hecho, en *Psychopathia Sexualis*, Krafft-Ebing llega al extremo de afirmar que la entrega de un adulto a la masturbación es un "signo funcional de degeneración", resultado de la "pérdida del sentido moral que le impide considerar el significado del acto y resistir el impulso".
>
> Nuestra opinión es que la normalidad y anormalidad sexual son conceptos personales y subjetivos. Lo que no es natural para un hombre, sí lo es para otro. Lo que es anormal en determinadas circunstancias puede ser totalmente normal en otras. Y, en todo caso, ser distinto no significa necesariamente estar equivocado ni estar "enfermo".
>
> Ello no significa que el comportamiento sexual nunca sea patológico. No obstante, si tenemos que pronunciarnos acerca de la normalidad de un acto, hagámoslo teniendo en cuenta las mismas pautas que se observan en relación con la enfermedad física. Sometemos a un tratamiento el mal de garganta o un brazo fracturado no porque sean algo "anormal" o "inmaduro". Los tratamos porque dificultan la función del paciente. Sigamos por tanto este mismo criterio al juzgar el comportamiento sexual.
>
> Si la puesta en práctica de un determinado acto sexual dificulta la función de una persona, se hace necesario un tratamiento. Por el contrario, si la puesta en práctica de un acto no dificulta la función del individuo, admitimos que dicho acto constituye "su opción", aunque la sociedad pueda considerarlo antisocial e incluso inmoral.[11]

La patologización de la vida sexual trasciende el ámbito clínico y ha penetrado incluso la cotidianidad y el saber popular mediante epítetos como "perverso", "degenerado", "desviado", para referirse al pretendido enfermo sexual.

Aunque en algunos influyentes círculos de especialistas, como por ejemplo los que conforman la Asociación Psiquiátrica Americana, se producen tímidos intentos de despatologización (como la desclasificación de la homosexualidad en el DSM o Manual de Diagnóstico de los Transtornos Mentales, desde 1974) lo cierto es que el modelo médico tradicional representado por algunos psiquiatras, psicólogos, psicoterapeutas, sexólogos y otros facultativos, sigue siendo el hegemónico.

La medicina indiscutiblemente ha brindado enormes beneficios a la humanidad en cuanto a la prevención, detección y tratamiento oportuno de múltiples padecimientos. Ha sido esencial su papel y el de los médicos en la sanidad, la higiene, el descubrimiento y control de enfermedades. Empero, su aplicación indiscriminada en el campo de la sexualidad ha conducido a la patologización de los comportamientos sexuales que son juzgados como indeseables o inconvenientes a una normatividad impuesta y pocas veces consensuada. No se trata de negar las patologías, tampoco de no reconocer que existen afecciones de la esfera mental que son compatibles con la práctica de determinados comportamientos sexuales ni de admitir que la ideología y los valores personales y comunitarios inciden en las clasificaciones nosológicas y en la nomenclatura, sino como se verá más adelante, de restringir el modelo antinómico salud-enfermedad y no de extenderlo hasta el infinito.

Existen referencias pretendidamente científicas en las que, por ejemplo, se explica que la denominada infidelidad conyugal es un trastorno de la personalidad; que la homosexualidad es producto del complejo de Edipo no resuelto o de un narcisismo acentuado; que la masturbación procede siempre de una neurosis compulsiva; que la obtención de un orgasmo clitoridiano en vez de uno vaginal corresponde a inmadurez del aparato psíquico, etc. En las anteriores elucubraciones hay una confusión entre lo socialmente avalado por las normatividades implícitas o explícitas y la peculiaridad psíquica o guión conductual de cada persona en relación con su sexualidad. Es decir, se contrapone el enfoque de la normatividad social investido de discurso científico, a la sabiduría organísmica de las personas. Los sexólogos clínicos tradicionales no son ajenos a las declaraciones ideológicas disfrazadas de "cientificidad".

Así por ejemplo, tanto en el lenguaje médico como en el saber popular se ha consagrado la idea de que las personas vouyeristas, travestistas, fetichistas, masoquistas, zoofílicas (por citar algunos ejemplos) son necesariamente desquiciadas o enfermas mentales, al propio tiempo que su calidad moral es inaceptable y digna de desprecio.

No es ocioso indicar que estos falsos estereotipos forman parte de la mitología de la estigmatización y el etiquetamiento patologizante, por lo tanto tienden a perpetuarse en el saber popular o en el imaginario colectivo.

Así por ejemplo, la cultura popular recoge estos mitos en la cinematografía: en los filmes *Vestida para matar*, *El color de la noche* y *El silencio de los inocentes* (Silence of the Lambs), se muestran o insinúan el travestismo, el transgenerismo y la transexualidad como condiciones imbricadas con la patología mental y los comportamientos homicidas.

Por otro lado, en quienes rodean a la persona sexualmente estigmatizada se suscitan una serie de reacciones emergentes y aun contradictorias: miedo por contaminarse de la "desviación", lástima por quien posee ese "defecto", culpa por el "daño causado" (como el que experimentan los padres de una mujer lesbiana o de un hombre masoquista, por ejemplo) y un deseo oculto o expresado de que la persona sexualmente desviada sea segregada.

¿Son raras las "desviaciones"?

Los comportamientos sexuales estigmatizados son muy comunes, de acuerdo con las observaciones de sexólogos, orientadores y terapeutas, por lo que su rareza es francamente dudosa, por decir lo menos.

Por otro lado, es bien conocido el hecho de que en las sociedades contemporáneas subsiste una suerte de doble moral sexual en la que en el ámbito de la intimidad puede vivirse un erotismo exaltado que se vuelve inconfesable en el mundo exterior, ya que los riesgos de asumir o aceptar públicamente la fantasía o el comportamiento erótico patologizado, son para el individuo los de ser clasificado como anormal, enfermo de la mente o del cuerpo, *dejar de ser considerado persona* y, por añadidura, sufrir discriminación en la porción de la sociedad a la que pertenece.

Como ya se apuntó en el capítulo 1, la sexología existencial-humanista sostiene como uno de sus preceptos ideológicos fundamentales, el irrestricto respeto a la diversidad sexual, así como la plena reivindicación del derecho al placer. Ambos, respeto a la diversidad y reivindicación del placer, junto con la noción filosófica de la *sabiduría organísmica*, son los puntales de la psicoterapia sexual humanista.

La psicoterapia en sexología humanista es básicamente un método conversacional no directivo que requiere un adecuado entrenamiento y que al aplicarse, brinde el ámbito idóneo para que el consultante, en interacción dinámica con el orientador o terapeuta, incremente su propio conocimiento, potencie su autoestima, se responsabilice y aumente su capacidad de decisión.

Cualquier motivo de consulta que implique dudas, incomodidad, conflicto o dificultades en la vida de la persona (no sólo en su erotismo) es susceptible de abordarse con el enfoque humanista.

Carl Rogers enunció la piedra angular de este enfoque en la atención psicoterapéutica que los sexólogos existencial-humanistas hemos incorporado a la sexología clínica, el concepto de *tendencia actualizante*: "Todo organismo está animado por una propensión a desarrollar todas sus potencialidades de manera que resulten favorecidos su conservación y su enriquecimiento".[12] Así, el terapeuta mantiene una confianza plena en las facultades de la persona para resolver los problemas que obstaculizan su vida y su sexualidad. ¿Cómo lo consigue la terapia existencial-humanista? Simple y llanamente, procurando un clima especial de confianza y seguridad emocional.

En nuestra experiencia, teniendo a la persona como centro de atención y procurando responder a sus necesidades emocionales e intelectuales y no a las de esquemas teóricos o prejuicios del terapeuta, son tres las actitudes que en el bagaje de la sexología humanista han demostrado sus bondades en la solución de conflictos sexuales de la persona: *autenticidad* o congruencia entre la conciencia interna y la expresión de ésta hacia el exterior; *aceptación incondicional* o consideración positiva hacia el consultante por el solo hecho de ser persona, sin que medie característica o atributo particular alguno, y *comprensión empática*, que significa buscar entender el mundo desde la perspectiva del otro, lo cual incluye la capacidad de observar las motivaciones del consultante sin compararlas de forma explícita o implícita con la normatividad social o con los valores del propio terapeuta.

El terapeuta humanista no interpreta, no juzga, no aconseja, no se afana en clasificar o diagnosticar, no pretende ajustar un caso a una determinada teoría explicativa. No es el experto en el otro, sino alguien que ayuda a quien sí es experto en sí mismo: el propio consultante. Éste, por más ignorante, defensivo, confundido o angustiado que se encuentre, posee la tendencia actualizante y superará sus conflictos con una adecuada ayuda profesional.

En la gran mayoría de los procesos terapéuticos por problemas sexuales es factible un abordaje humanista, fuera del esquema clásico salud-enfermedad.

Reconocemos y respetamos la enorme diversidad en los comportamientos humanos, los sexuales incluidos. La antropología cultural nos ha mostrado la relatividad de los conceptos natural, normal, contranatural y anormal. Observamos cómo lo antinatural y condenable en un pueblo es prosocial y loable en otro; cómo lo que se prohíbe y limita en una sociedad, en otra se alienta. A través de la historia, de la organización de las sociedades, de los sistemas políticos y del vaivén de las costumbres, las conductas sexuales son variables y evolutivas. Más aún: en un mismo ser humano la sexualidad se transforma, en ocasiones continuamente. ¿Es válido entonces admitir un solo modo de sexualidad "sana"? Creo que no. Los consultantes nos enseñan que no hay una manera típica de vivir la sexualidad, sino múltiples modos de ejercerla. Sabemos, por otra parte, que la llamada naturaleza humana es más bien producto de un proceso de construcción social, con múltiples matices individuales y psicológicos.

La intervención terapéutica en el existencial-humanismo busca que la persona misma obtenga o restaure su bienestar. En ese sentido no es curativa en el significado corriente del término, sino más bien fomentadora de la expansión de la conciencia, del desarrollo del potencial personal y de la responsabilización respetuosa de los actos humanos.

Al respecto, André Bejín (1987) resume así la concepción existencial-humanista en sexología: "Aspiramos a una situación en la que cada cual llegue a asumir la responsabilidad sobre su propio destino sexual y que el poder de los expertos tienda a reducirse".[13]

Manifestaciones de la diversidad sexual: una propuesta

Como ya se ha mencionado, la sexología existencial-humanista tiene, entre otros, los siguientes preceptos ideológicos: respeto a la diversidad sexual, reivindicación del derecho al placer, refutación de la ideología meramente reproductiva del ejercicio sexual y restricción del modelo médico como criterio de valoración de las conductas eróticas. De estos, deriva la propuesta (D. Barrios, 1990) de llamar *manifestaciones de la diversidad sexual*, por sus siglas MDS, a las actitudes y conductas eróticas reales o fantaseadas que desde las perspectivas no humanistas son objeto de rechazo y etiquetamiento social, incluida la patologización.

La propuesta no patologizante de las MDS, ha sido recogida y empleada por otros autores, por ejemplo, los docentes y terapeutas de la Sociedad Mexicana de Sexología Humanista Integral (SOMESHI) desde 1992, los educadores sexuales José Luis Dorantes, María Antonieta García, Socorro Gómez Brena y Miguel Ángel Barreto en su texto *Manejo de la sexualidad en las parejas swinger* (Mexfam, 1995), la psicóloga y educadora sexual Carmen Aguado en su libro *Antología. Texto de apoyo para la materia de sexualidad humana* (Universidad Autónoma del Estado de México, 2001) y el sexólogo uruguayo Andrés Flores Colombino en su intervención en el encuentro sobre Diversidad Sexual convocado por la Cámara de Representantes del Uruguay (Montevideo, 12 de junio de 2000).

Asimismo, la asociación civil Caleidoscopía, espacio de cultura, terapia y salud sexual, ha adoptado esta propuesta tanto en educación sexual como en terapia, desde el año 2003.

MDS: algunas precisiones

Las MDS aluden a actividades reales, concretas y a materiales fantasiosos u oníricos que implican la potencialidad o surgimiento de deseo, excitación u orgasmo. Como tales constituyen formas diversas de tropismo psicológico hacia la satisfacción de necesidades afectivas, sensoriales y placenteras.

La intención de esta propuesta de nomenclatura para los comportamientos sexuales tradicionalmente estigmatizados, no es un simple cambio de designación, sino la de contribuir a la todavía incipiente crítica a la patologización sexual. La referencia que aquí se hace a la diversidad sexual, se vincula con una doble situación: entre los distintos seres humanos hay grandes diferencias en las apetencias eróticas, pero también en una misma persona existen variados gustos y placeres, los cuales, además, son susceptibles de modificarse.

Por otro lado, un somero análisis de la transculturalidad (que incluya una revisión de los comportamientos sexuales en distintos pueblos del mundo) permite apreciar valoraciones diferenciadas sobre la "normalidad"; es decir, un comportamiento erótico que es socialmente aprobado en una cultura, puede ser rechazado en otra y viceversa.

En la clínica sexológica y en el trabajo de terapia individual y grupal, es muy común observar en los participantes la presencia de variadas manifestaciones de la diversidad sexual en la mayoría de las personas. No obstante, la insuficiencia de una cultura de respeto hacia la diversidad sexual, hace infrecuentes en el grueso de la población, las actitudes de aceptación y respeto a la diversidad erótica de los otros. Ante la patologización sexual, es necesario postular una visión existencial-humanista, respetuosa de la persona, que logre trascender el falaz reduccionismo que iguala lo sexualmente no convencional o no reproductivo con lo carente de salud; una visión que no confunda la peculiaridad erótica de los individuos con las afecciones físicas y mentales, una concepción teórica y actitudinal que se preocupe no sólo por las prescripciones moralizantes, sino por el bienestar de la persona. Una postura, en fin, que considere la autovaloración del individuo sobre la normatividad social o las opiniones de "expertos" en comportamientos sexuales, investidos de rancia cientificidad pero afines al dogmatismo y a la imposición de sus propios juicios de valor.

Conceptos esenciales y características generales de las MDS

Las MDS, en el enfoque de la sexología existencial-humanista, constituyen, como ya se dijo, formas de tropismo psicológico hacia la satisfacción de necesidades afectivas, sensoriales y placenteras. El tropismo así visto es un impulso de la sabiduría organísmica y no una enfermedad.

El concepto psiquiátrico de parafilias alude generalmente a los comportamientos sexuales compulsivos. El concepto de MDS se refiere indefectiblemente a comportamientos eróticos estigmatizados que implican tanto la libre voluntad de los participantes como la ausencia de nocividad.

No obstante, la represión psicológica y social de los impulsos sexuales, dan lugar a una serie de secuelas de introyección autodescalificante en la persona, originando a su vez sentimientos de culpa, vergüenza, inadecuación e *internalización* de anormalidad; es decir, la propia persona construye psicológicamente la convicción de estar enferma o ser desviada, pues la presión del entorno y la patologización son intensos. Lo anterior suscita en la persona una especie de *sacrificio del yo*, en el que el individuo, además de que asume su "patología", cancela porciones importantes de su personalidad o vive subrepticiamente, reprimido y aislado, su erotismo.

Además de lo anterior, si se siente enfermo por cargar con inadecuación y culpa, es probable que busque ayuda profesional para "curarse". Se conjugan entonces dos aspectos: la internalización de la noción de estar enfermo y la actitud patologizante del facultativo, sea este médico, psicoterapeuta o sexólogo.

Toda patologización implica diagnóstico y cura para obtener el estado de salud. De este modo, para revertir las "enfermedades sexuales", se han empleado, entre otras variantes terapéuticas, las siguientes: psicoanálisis ortodoxo, psicoterapias, hipnosis, drogas (antiandrógenos, antipsicóticos, tranquilizantes, etc.) y técnicas conductistas tales como terapia aversiva, desensibilización sistemática, entrenamiento relacional y recondicionamiento orgásmico. Estos recursos de tratamiento no suprimen la supuesta conducta sexual "indeseable"; lo que hacen en ocasiones es desalentar el comportamiento del sujeto so pena de recibir literalmente un castigo, o bien, sedar o reprimir neurológicamente a la persona; en ambas circunstancias y como el peor de los resultados, se le puede provocar daño físico o psicológico al sujeto supuestamente enfermo.

El concepto de MDS en la perspectiva existencial-humanista supone apartarse de la rigidez del modelo dicotómico tradicional salud-enfermedad, adoptar una visión aceptativa de las diferencias sexuales y, por lo que hace a la atención profesional de los consultantes, basarse en el enfoque centrado en la persona que el psicólogo Carl R. Rogers planteó y practicó: congruencia, comprensión empática y aceptación incondicional, ya mencionados con anterioridad. En esta vertiente clínica de orientación personalizada, no se cura donde no hay enfermedad, sino que se busca que la persona se conozca, se acepte, se respete y respete también a los demás.

Las características sobresalientes de las MDS, son:

a) Exceden el guión sexual dominante, el cual contemporáneamente puede resumirse así: "Sólo es aceptable la relación sexual entre hombre y mujer que, independientemente de la obtención o no de placer, propenda a la reproducción biológica". Cualquier comportamiento sexual que no corresponda a este guión está en riesgo de ser excluido de lo aceptable, luego entonces, se le puede patologizar.

b) Son por definición eróticas, pues al margen de que sean vivencias reales o fantasías, suponen deseo sexual, excitación u orgasmo. Ahora bien: quedan fuera de la definición de MDS otros comportamientos placenteros que no impliquen erotismo, así como otras condiciones humanas que si bien están también sujetas a estigma, corresponden a categorías disímbolas, tales como orientaciones erótico afectivas (homo y bisexualidades) y las experiencias o prácticas eróticas específicas denominadas "técnicas sexuales", como la masturbación, el sexo oral, el coito anal, etcétera.

c) Tiene como condición insustituible el que sean actividades consensuadas, esto es, de común acuerdo entre los participantes, o bien, que correspondan a la ideación fantasiosa de una sola persona.

d) Son generalmente reprimidas y censuradas; los que las practican son etiquetados moral o psicológicamente. Algunas de las MDS en diferentes legislaciones se tipifican penal o reglamentariamente, como el exhibicionismo, la figurofilia, la paidofilia o la necrofilia.

e) Las que son especialmente subversivas al orden sexual establecido, son psiquiatrizadas y a sus autores se les aplican diversas formas de "tratamiento" y "rehabilitación", como farmacoterapia, conductismo y psicoterapias.

f) Desde la sexología humanista, se les analiza en relación con la obtención de placer: modo, circunstancias y condicionantes, de acuerdo con los siguientes *tipos básicos* (pueden existir muchos más) que no representan escala, grado o calificación, sino categorías cualitativamente distintas:

MDS **independiente**

La persona tiene acceso a experimentar placer por medio de ésa, otra u otras variadas formas.

MDS **concurrente**

Es deseable, más no esencial, incorporar particularmente esa conducta o fantasía a la experimentación de placer.

MDS **favorita**

Esa acción o fantasía es electiva sobre otras formas de placer, aunque no imprescindible para el disfrute.

MDS **dependiente/excluyente**

La obtención de placer deriva de la generación de la fantasía específica o de la realización de la conducta concreta (MDS dependiente). La dependencia es también excluyente, cuando la persona, ni por excepción, se permite otra manera de acceso al placer. En el existencial-humanismo la condición de dependencia o exclusión no es considerada *per se* como patológica, a contrapelo de la conceptualización de parafilia, pues si la persona que la posee y practica se satisface, no daña u obliga a otra(s) persona(s) a practicarla, consideramos válido el comportamiento o fantasía.

Un ejemplo

A título de ejemplo de esta tipología, pondré como muestra la paidofilia, que es el placer por relacionarse con personas ostensiblemente menores de edad que uno, la cual, por cierto, no deberá confundirse con el abuso sexual hacia infantes, que es una conducta criminal.

INDEPENDIENTE. Juan ha gustado de relacionarse con mujeres mucho más jóvenes que él. Disfruta así tanto de sus fantasías como de sus actividades eróticas. Sin embargo, goza igualmente de las relaciones amorosas y sexuales con personas de edad y apariencia mayor o similar que él. En cualquier caso, llega a tener erecciones y orgasmos. Juan posee, como la mayoría de los seres humanos, variadas MDS, además de su paidofilia.

CONCURRENTE. Marina ha elegido a menudo parejas amorosas y eróticas ostensiblemente menores de edad que ella. Esto no impide que disfrute de otras relaciones con personas de diferentes edades. No obstante, para ella resulta un elemento de atractivo adicional vincularse erótica y sentimentalmente con personas mucho más jóvenes que ella. Marina también es fetichista y exhibicionista.

Eric ha tenido como parejas a personas considerablemente más jóvenes que él. Su disfrute se incrementa cuando esto ocurre, pero no se niega a la posibilidad de tener una pareja de su edad o aun mayor, lo que de hecho también ha ocurrido. Eric es también audiofílico, gastrofílico, logofílico y grafofílico reconocido.

FAVORITA. Gonzalo siempre se ha enamorado y sostenido relaciones sexuales gratificantes con personas mucho menores que él. Si escoge entre esta forma de obtención de placer y cualquier otra, sin duda opta por su paidofilia. Orienta sus afanes sexuales para privilegiar esta MDS, sin abandonar otras maneras de gratificación erótica.

DEPENDIENTE/EXCLUYENTE. El disfrute erótico de Isabel depende de la menor edad de su pareja en el momento específico. Ha disfrutado, aun sin excitación y orgasmo, de relaciones con coetáneos, aunque se percata que es un goce distinto.

Una MDS que es dependiente y excluyente, es la de Marco Antonio, quien sólo tiene deseo, excitación y liberación orgásmica, cuando se vincula eróticamente con personas significativamente menores que él. Le es imposible, de hecho, obtener gratificación sexual de otra manera.

Así, la MDS de Isabel es paidofilia dependiente, en tanto que la de Marco Antonio es excluyente.

MDS: un inventario parcial

A continuación, una lista muy limitada de MDS que han sido recurrentemente descritas y estudiadas (aunque casi siempre mediante enfoques patologizantes). Son algunos ejemplos que pueden ilustrar someramente el amplio abanico de la expresividad erótica de los seres humanos.

Agalmatofilia: Placer por estatuas o maniquíes.
Agorafilia: Placer por los espacios públicos o por actividad erótica pública.
Andromimetofilia: Placer por una compañera vestida de hombre o que lo imita.
Autogenofilia: Placer por el travestismo.
Apotemnofilia: Placer por las amputaciones. Clásicamente por relacionarse con personas que tienen muñones postamputación.
Autonepiofilia: Placer por vestirse o recibir trato de infante.
Asfixiofilia: Placer por la sensación de ahogo y la diseña subsecuente.
Atipofilia: Placer por relacionarse con personas con "defectos físicos" o "deficiencias mentales".
Audiofilia: Placer por los sonidos de todo tipo.
Aromofilia (olfatofilia o barosmia): Placer por los olores de todo tipo.

Ciesolagnia: Placer por las mujeres embarazadas.
Claustrofilia: Placer por estar en espacios reducidos.
Clismafilia: Placer por recibir enemas o lavativas evacuantes.
Cratolagnia: Placer por la fuerza del compañero(a).
Cromofilia: Placer por los colores en general o por algunos o alguno en particular.
Coprofilia: Placer por las heces fecales o por el acto de defecar.
Danzofilia: Placer por bailar.
Dacrifilia: Placer por las lágrimas o el llanto de otro.
Dorafilia: Placer por la piel animal o el cuero.
Etilofilia: Placer por ingerir bebidas alcohólicas y por sus efectos (no es equivalente al alcoholismo).
Etnofilia: Placer por relacionarse con personas de determinado origen étnico.
Exhibicionismo: Placer por mostrarse a otro(s). Clásicamente mostrar el cuerpo o partes de él.
Ecdemolagnia: Placer por la ausencia del hogar o por los viajes.
Efebofilia: Placer por los compañeros sexuales adolescentes.
Electrofilia: Placer por los estímulos eléctricos.
Fetichismo: Placer por obtener y poseer pertenencias de otra(s) persona(s).
Figurofilia (o pictofilia): Placer por las imágenes y figuras impresas o pintadas, de toda laya.
Fisicofilia: Placer por el ejercicio y el deporte.
Fobofilia: Placer por el peligro y situaciones que inducen temor.
Frotismo: Placer por frotarse con otro(s).
Gastrofilia: Placer por la comida o por el acto de comer.
Gerontofilia: Placer por relacionarse con personas de ostensible mayor edad. Clásicamente con viejos.
Grafofilia: Placer por escribir o trazar.
Hematofilia: Placer por la sangre, observarla, inferirse heridas que sangren.
Hidrofilia: Placer por el agua, por el contacto con ella.
Lactafilia: Placer por los pechos lactantes.
Linguofilia: Placer por la palabra hablada o por el acto de hablar.
Logofilia: Placer por leer.
Maculatura: Placer por la suciedad propia o la de otros.
Masoquismo: Placer por recibir dolor físico o emocional.

Necrofilia: Placer por la muerte o por los muertos.
Oclofilia: Placer por estar en la muchedumbre.
Paidofilia: Placer por relacionarse con personas notoriamente menores de edad. No necesariamente con niños(as).
Pecatifilia: Placer por pecar o una posible culpa.
Pediofilia: Placer por las muñecas(os).
Permuta de pareja: Placer por trocar la pareja propia por otra.
Psicrofilia: Placer por el frío.
Relación múltiple: Placer por relacionarse con personas varias, simultáneamente.
Relación inmediata: Placer por relacionarse con una persona a quien previamente no se conocía.
Sadismo: Placer por causar dolor físico o emocional.
Salirofilia: Placer por los fluidos salados.
Somnofilia: Placer por el sueño de otros.
Talpotentiginia: Placer por el calor.
Titilagnia: Placer por experimentar cosquillas.
Travestismo: Placer por utilizar vestimenta y roles conductuales del otro género. Clásicamente: un hombre se viste y actúa como mujer, una mujer se viste y actúa como hombre.
Tribofilia: Placer por brindar tocamientos (activa) o por recibirlos (receptiva).
Troilismo: Placer por ser el tercero(a) en una relación sexual de dos.
Urofilia: Placer por la orina o por el acto de orinar.
Vouyerismo: Placer por ver. Clásicamente, por observar cuerpos, expresiones amorosas o eróticas.
Zoofilia: Placer por los animales no humanos.

Los límites

Las MDS, para merecer su nombre, serán voluntarias y en un contexto de respeto, tanto de la persona que las emita, como de las otras personas que participen. Todo acto erótico atentatorio contra la libre voluntad de los participantes, tendrá cualquier otra denominación, incluso crimen, pero no es una manifestación de la diversidad sexual.

El existencial-humanismo en sexología propugna por la responsabilización personal de los comportamientos, la autoaceptación y la consideración de los demás. Si bien es cierto que se trata de un enfoque centrado en las necesidades de la persona y no en las de las normatividades sociales, también lo es que posee límites que es necesario hacer explícitos. Una frase común establece: "Tu libertad termina cuando empiezas a perjudicar el derecho de otros". Esto es completamente válido en las MDS; dicho de otra manera: la sexología humanista reivindica el ejercicio libre, autónomo y responsable de la sexualidad y al mismo tiempo plantea como algo imprescindible, que se establezcan límites personales y colectivos a las manifestaciones eróticas. Estos límites se sintetizan en una sola palabra: respeto.

Si una persona ejerce su libertad y responsabilidad sexual, sustentará el valor del respeto como una actitud y práctica permanente. Garantizará la no afectación de sus principios individuales, así como su propio bienestar y el de los que participen en su vida erótica. No lesionará a otras personas ni en su dignidad ni en su moral individual. Vivirá con plenitud su sexualidad, sin menoscabo de la libertad sexual de los demás.

Referencias textuales

1. Gregersen, Edgar, *Costumbres sexuales*, Folio, Barcelona, 1988, p. 300.
2. Uriarte, Víctor, *Psicopatología*, 2a. edición, ed. de autor, México, 1997, pp. 243-244.
3. Rubio Aurioles, Eusebio y C.A. Velasco Téllez, *Las parafilias*, en: *Antología de la sexualidad humana*, vol. III, CONAPO-Miguel Ángel Porrúa, México, 1994, p. 249.
4. Bonnet, Gérard, *Las perversiones sexuales*, Publicaciones Cruz, México, 1992, p. 5.
5. Reuben, David, *Everything you Always Wanted to Know About Sex*, David MacKey Company, Inc., Nueva York, 1969, p. 197.
6. Álvarez-Gayou, J.L., *Sexoterapia integral*, El Manual Moderno, México, 1986, p. 35.
7. Delfín Lara, F., "Variantes de las prácticas eróticas o expresiones del comportamiento erótico", en: *Antología de la sexualidad humana*, vol. I, Miguel Ángel Porrúa/CONAPO, México, 1994, p. 674.
8. Barrios Martínez, David, citado por: Marmolejo Guarneros, R., "Entrevista al Dr. David Barrios" en: *Desnudarse. Revista de cultura y educación sexual*, núm. 4, febrero de 2000, pp. 41-44.
9, 10, y 11. Greenwald, Ruth y Harold Greenwald, *The Sex-Life Letters*, J.P. Tarcher, Inc., Los Ángeles, 1972, pp. 55-56 y 494.

12. Rogers, Carl, "Fundamentos de un enfoque centrado en la persona" (versión estenográfica de una conferencia pronunciada en la Universidad Autónoma de Madrid, el 3 de abril de 1978).
13. Ariés, Ph., A. Bejín y otros, *Sexualidades occidentales*, Paidós, México, 1987, p. 294.

Bibliografía

Aguado Vieyra, Carmen, *Antología. Texto de apoyo para la materia de sexualidad humana*, Universidad Autónoma del Estado de México, México, 2001.
Álvarez-Gayou, J.L., *Sexoterapia integral*, El Manual Moderno, México, 1986.
Álvarez-Uría, F. y J. Varela, *Las redes de las psicología*, Libertarias/Prodhufi, Madrid, 1994.
Ariés, Ph., A. Bejín y otros, *Sexualidades occidentales*, Paidós, México, 1987.
Autores varios (Asociación Psiquiátrica Americana), *DSM-III-R*, Masson, Barcelona, 1993.
Autores varios, DSM-IV. *Breviario de criterios diagnósticos*, Masson, México, 1996.
Bancroft, J., "Other sexual minorities" (chap. 7), en: *Human Sexuality and its Problems*, Churchil Livingstone, Londres, 1992.
Barrios Martínez, David, "Contribución a la crítica de la patologización sexual", en: rev. *Ometeotl*, vol. I, núm. 2, México, 1994.
Barrios Martínez, David, "Las manifestaciones de la diversidad sexual", ponencia presentada en VIII Clases, Montevideo, 10 de noviembre de 1996.
Bonnet, Gérard, *Las perversiones sexuales*, Publicaciones Cruz, México, 1992.
Castilla del Pino, Carlos, *Estudios de sicopatología sexual*, Alianza Editorial, Madrid, 1990.
Castuera, Andrés, *Comunicación personal*, México, 1993.
Delfín Lara, F., "Variantes de las prácticas eróticas o expresiones del comportamiento erótico", en: *Antología de la Sexualidad Humana*, vol. I, Miguel Ángel Porrúa/CONAPO, México, 1994.
Echegoyen, R. y B. Arensbourg, *Estudios de clínica psicoanalítica sobre sexualidad*, Nueva visión, Buenos Aires, 1977.
Flores Colombino, Andrés, *Versión estenográfica de una intervención en el encuentro sobre diversidad sexual de la presidencia de la cámara de representantes*, Montevideo, Uruguay, 12 de junio de 2000.
Foucault, Michel, *Historia de la sexualidad*, vol. I, Siglo XXI, México, 1993.
Gagnon, John, *Sexualidad y cultura*, Pax-Mex, México, 1980.
García Ramos, A., M.A. Barreto y J.L. Dorantes, "Manejo de la sexualidad en las parejas *swinger*", documento del diplomado en sexualidad humana, Mexfam, México, 1995.
Giraldo, Octavio, *Explorando las sexualidades humanas: aspectos psicosociales*, Trillas, México, 1986.
González de Alba, Luis, *La ciencia, la calle y otras mentiras*, Cal y Arena, México, 1990.
Goffman, Erving, *Estigma. La identidad deteriorada*, Amorrortu, Buenos Aires, 1980.
Greenwald, Ruth y Harold Greenwald, *The sex-life letters*, J.P. Tarcher, Inc, Los Ángeles, 1972, pp. 55 56 y 494.
Gregersen, Edgar, *Costumbres sexuales*, Folio, Barcelona, 1988.

Karpman, Benjamin, *La psicopatología sexual*, Horme, Buenos Aires, 1975.
Ladi Londoño, María, "Sexualidad y humanismo" (ponencia presentada en el I Congreso Latinoamericano de Sexología y Educación Sexual en Asunción, Paraguay), Cali, 1982.
Love, Brenda, *Enciclopedia de prácticas sexuales*, Serres, Barcelona, 1994.
Marmolejo Guarneros, R., "Entrevista al Dr. David Barrios", en: *Desnudarse. Revista de cultura y educación sexual*, núm. 4, febrero de 2000.
Masters, W., V. Johnson y R. Kolodny, *La sexualidad humana*, vol. II, Grijalbo, Barcelona, 1995.
Money, J. y M. Lamacz, *Vandalized Lovemap*, Prometheus, Nueva York, 1989.
Pitch, Tamar, *Teorías de la desviación social*, Nueva Imagen, México, 1980.
Price, Richard. *Perspectiva sobre la conducta anormal*, Nueva Interamericana, México, 1981.
Reuben, David, *Everything you Always Wanted to Know About Sex*, David MacKey Company, Inc., Nueva York, 1969.
Rogers, Carl, "Fundamentos de un enfoque centrado en la persona" (versión estenográfica de una conferencia pronunciada en la Universidad Autónoma de Madrid, el 3 de abril de 1978).
Rubio Aurioles, Eusebio y C.A. Velasco Téllez, "Las parafilias", en: *Antología de la sexualidad humana*, vol. III. CONAPO-Miguel Ángel Porrúa, México, 1994.
Salomon, P. y D. Patch, *Manual de psiquiatría*, El Manual Moderno, México, 1974.
Stoller, Robert J., "Sexual deviations", en: *Human Sexuality in four Perspectives*, Johns Hopkins University Press, Baltimore, 1977.
Uriarte, Víctor, *Psicopatología*, 2a. edición, ed. de autor, México, 1997.
Weeks, Jeffrey, *El malestar de la sexualidad*, Talas, Madrid, 1993.

CAPÍTULO 12

Propuestas para un erotismo integral

Elementos de erotismo integral

> El acto sexual es un episodio simple, físico y sudoroso; algo que tenemos en común con todos los mamíferos. El amor sexual es complejo, abarcador, elevador, fugaz pero real, y una característica humana única. El amor sexual humano es muy selectivo, limitado por lo general a una persona a la vez. Supone un deseo intenso de estrecha y prolongada proximidad con la persona objeto del afecto.
>
> Malcom Potts y Roger Short
> *Historia de la sexualidad* (2001)

Notas para un erotismo pleno

En 1995 propuse el concepto de *erotismo integral* (D. Barrios, 1995), mismo que he descrito brevemente en una publicación anterior: *Resignificar lo masculino* (Vila, 2003), con el objetivo de ampliar la experiencia erótica y las prácticas sexuales, de una manera creativa e integradora.

Con base en la experiencia clínica de la terapia sexual, en la realización de cientos de historias clínicas sexuales y en un análisis crítico que tomó en cuenta los llamados psicoerotismos masculino y femenino (Fina Sanz, 1992), los testimonios de cientos de consultantes de uno y otro género, así como la rica experiencia emanada de textos como el *Kamasutra*, consideré necesario extender y hacer explícita la propuesta, con la intención de sustituir la confusa denominación de erotismo desgenitalizado, que los sexólogos usábamos corrientemente hasta hace pocos años. De igual manera, los elementos del erotismo integral han servido tanto para hacer prevención de las disfunciones de la vida erótica como para eliminar factores y circunstancias que bloquean la respuesta sexual y, por supuesto, incrementar la sensorialización o exploración erótica de los sentidos, lo cual amplía enormemente las cuotas de placer.

A continuación, los elementos sustantivos del *erotismo integral*, que son parte del fundamento del trabajo en sexología clínica desde el enfoque existencial-humanista. En una apretada síntesis, así se enlistan.

El placer como vivencia total del cuerpo

La pertinencia de esta propuesta estriba en que muchas parejas, independientemente de su orientación erótico-afectiva, centran los encuentros eróticos en la genitalidad, más precisamente en la excesiva importancia que se le da al coito y a los órganos sexuales externos. El resultado empobrece la vivencia erótica, pues por un lado se prescinde de la necesaria sensorialización de todo el cuerpo, lo cual cancela o limita varias experiencias placenteras; por otro, la focalización de los órganos pélvicos centrada en la penetración, reduce la práctica erótica a "un solo platillo en el menú": el coito. De esa manera, las palabras, caricias, búsqueda y encuentro de nuevos estímulos y la exploración de sensaciones inéditas, quedan suprimidas.

Esta propuesta de erotismo global e integrador no sólo se refiere a la incorporación de todo el cuerpo en los encuentros sexuales, sino también y sobre todo, a dejar fluir la energía del impulso sexual sin cortapisas, con la carga emocional, afectiva, sensitiva y de construcción de imágenes mentales que el encuentro de los cuerpos implica.

Un elemento esencial que desde el existencial-humanismo consideramos en esta propuesta, es eliminar la *subcepción* en las experiencias eróticas. Este fenómeno, la subcepción, estriba en que hay estímulos que son registrados en las sensaciones corporales y que no son captados por la conciencia; esto ocurre muy frecuentemente por carecer de una simbolización adecuada o por "tergiversación" de los estímulos; en otras palabras, los mensajes son identificados por el cuerpo, pero no nos damos cuenta de su presencia.

En las historias clínicas sexuales de personas de ambos géneros que consultan por disfunciones eróticas, es frecuente encontrar el fenómeno de la subcepción. Por ejemplo: una mujer capta organísmicamente su deseo cuando está en un delicioso escarceo de caricias con su novio; empieza a dejarse fluir en concordancia con esas ganas y se inicia la lubricación vaginal. Las sensaciones corporales son deliciosas. Empero, su rígida formación religiosa ha propiciado un constructo mental (introyecto o idea ajena) que choca con su sabiduría organísmica: "Sólo las malas mujeres tienen relaciones sexuales antes de casarse" y más aún, "las buenas mujeres dejan de serlo si disfrutan de sus relaciones sexuales". Entonces se produce una inadecuada simbolización de su respuesta física que le impide dejarse fluir en las sensaciones, le empieza a incomodar el "sentirse caliente" y la presencia del trasudado vaginal es vivido como algo vergonzante o pecaminoso. El paso siguiente es que se molesta consigo misma, se enoja con su novio, rechaza que el encuentro prosiga y es probable que en futuros escarceos asocie su repuesta física con algo desagradable, por ejemplo, con una falta de respeto de su pareja o con un juicio crítico de sí misma.

Una simbolización adecuada de su respuesta organísmica integrada a su conciencia, le permitiría integrar su deseo y su excitación como una vivencia positiva libre de vergüenzas, culpas o inadecuaciones, ya que el estímulo placentero captado por la conciencia sería uno solo, no disociado ni ignorado, pleno, sin calificativos del medio exterior y perfectamente armonizado.

Otro ejemplo de subcepción, en este caso de un hombre, sería la que se produce en la circunstancia siguiente: experimenta la sensación subjetiva de ternura, su cuerpo la capta, pero al no registrarse concientemente, la deja pasar. Con la proverbial urgencia de penetración, suspende las caricias sutiles y, acto seguido, efectúa un coito apresurado y burdo. Si este hombre hiciese conciencia de la experiencia organísmica de la ternura, no sólo la "degustaría", sino que además prolongaría la experiencia de caricias, compartiendo el placer completo con su pareja.

La subcepción, como puede verse, funciona a veces como un eficaz mecanismo de defensa que podría proteger a la persona de una angustia disrruptora; sin embargo, la exclusión de ciertos estímulos del campo de la conciencia, las más de las veces da al traste con las experiencias eróticas placenteras.

Vivir la experiencia erótica de manera global e integradora se logra en la práctica concreta, no mediante consignas teóricas. Existen ejercicios de sensibilización en los que la persona, evitando elementos distractores, puede captar sus sensaciones, incluyendo las eróticas, sin "contaminaciones" de pensamientos e introyectos. Así por ejemplo, se entrena a la persona para que se concentre en su respiración, en sus latidos cardíacos, en cómo percibe su piel y sus vísceras. También se le adiestra en la exposición a diversos estímulos sensoriales (sónicos, gustativos, táctiles, visuales y olfatorios), en los que capte dichos estímulos de un modo "puro", es decir, sin la interferencia de los procesos de pensamiento. De esa manera, la integración en la conciencia es precisa: un estímulo erótico es simbolizado como placentero; por ende, la respuesta del cuerpo es congruente. Así, el deseo se armoniza con la excitación y ésta con el orgasmo.

En sexología clínica empleamos las *experiencias eróticas enriquecidas* o EEE (Barrios, 1991), originalmente creadas por Masters y Johnson como *sensate focus*, denominadas *pleasuring* por Helen Kaplan y *experiencias sexuales estructuradas* por J. L. Álvarez-Gayou.

Éstas EEE esencialmente consisten en actividades de caricias alternas, crecientemente creativas, en las que por turno, cada miembro de la pareja prodiga un contacto físico no centrado en los órganos pélvicos; de hecho, en las EEE iniciales el coito está estrictamente prohibido. En estas actividades sensoriales y placenteras se potencia la sensibilidad en la piel, se amplía el acervo de caricias, se nulifica la "tiranía del orgasmo", se suprime la urgencia del coito y, lo que incluso es más importante, se propician simbolizaciones mentales acordes con las percepciones que sensorialmente capta el organismo. Es, finalmente, una manera práctica de armonizar el placer y de desbloquear el erotismo.

Quizá la parte medular de estas prácticas de exploración sensitiva sea la notoria reducción de la ansiedad o miedo por el desempeño, la cual frecuentemente es causa o por lo menos factor coadyuvante en múltiples disfunciones de la vida erótica. Las EEE representan también una forma de *reinvención* de los estilos de interacción sexual en la pareja; se deja de lado el tedio y las prácticas rígidas, aquellas que no tienen variaciones y se tornan fácilmente aburridas. En otras palabras, las EEE contribuyen a revitalizar el vínculo erótico de un modo creativo.

Las EEE implican más adelante, en pasos sucesivos y crecientes: caricias *extragenitales* (para excluir el contacto directo de vulva y pene), caricias de órganos sexuales externos pélvicos sin penetración, masaje sensual con o sin aditamentos (aceites, plumas de ave, flores, vegetales, etc.), juego de caricias recíprocas, estimulación directa de órganos sexuales externos (pene y vulva), hasta acceder a la penetración profunda con *kabazzah* (caricia coital en la que el hombre se abstiene de movimientos y la mujer, sin efectuar movimientos pélvicos solamente contrae los músculos abdominales y vaginales, como si "ordenase" al pene); finalmente, penetración suave-enérgica con variantes posturales.

Relación entre seres humanos

Estamos considerando a dos personas que se vinculan no sólo a través de su cuerpo y de sus órganos sexuales, sino también y sobre todo, por medio de sus emociones, percepciones, sentimientos y la creación de imágenes mentales, ideaciones y fantasías que son construidas justamente a partir de esa vinculación erótica.

Esta relación entre dos personas y no entre roles socialmente asignados, también supone dejar a un lado los rígidos papeles que se supone cada género debe cumplir a la hora del encuentro sexual; por ejemplo dejar de desempeñar el papel "activo" y "pasivo". Por el contrario, que ambos flexibilicen e intercambien esos roles y al mismo tiempo, que los dejen de tener.

En nuestra experiencia clínica de terapia sexual, podemos comprobar que las personas que dejan atrás los rígidos esquemas de receptividad y actividad, no sólo disfrutan más de la experiencia de la compartición corporal, sino que son capaces de desarrollar imaginativa y lúdicamente, nuevas formas de vinculación erótica.

Sustituir el tecnicismo por la espontaneidad

Prescindir tanto de las consignas de los manuales de técnicas sexuales como de "los pasos a seguir" para la obtención del placer, redunda en transformar el encuentro sexual en un evento lleno de sorpresas y misterios, donde cada miembro de la pareja no es un simple ejecutor de procedimientos, sino que se convierte en un ser eróticamente fluido y espontáneo.

Son precisamente la fluidez y la espontaneidad dos de los motores energéticos más eficaces para la construcción del placer sexual, entre otras razones porque éste es ilimitado y enormemente plastiforme, variado en sus manifestaciones. Difícilmente el hartazgo y el tedio se apoderarán de una relación en la que existe un prisma de posibilidades placenteras.

Que el coito sea una caricia más

Reducir a la penetración toda la experiencia erótica, no hace más que limitarla y propiciar frustración para los hombres y sobre todo para las mujeres, quienes esperan más de ese vínculo sexual que una introducción del pene en la vagina y una eyaculación acelerada.

La experiencia de las personas que no limitan el contacto erótico exclusivamente al coito, nos indica palmariamente que cuando éste es una caricia más dentro de la vasta experiencia de besar, hablar, sensibilizar y en general, recorrer la amplia geografía corporal con diferentes formas de tocamiento, se amplía el goce y las sensaciones de bienestar.

No hay zonas erógenas, todo el cuerpo es una antena receptora del placer

No es que no existan zonas específicas para cada persona cuya estimulación origine un placer exacerbado: lo que sucede es que muchas personas, al creer a pie juntillas la idea de las zonas erógenas, circunscriben la búsqueda del placer a esos puntos específicos, absteniéndose de explorar todo el cuerpo (tanto el propio como el de la pareja) y con ello reduciendo su ganancia placentera.

Si consideramos que todo el cuerpo es una inmensa "estación terrena" receptora de placer, podremos extender *ad infinitum* las sensaciones placenteras eróticas y de todo tipo.

De esa manera, las caricias y tocamientos podrán extenderse a cada milímetro cuadrado del territorio sensorial, es decir, el cuerpo todo. Indudablemente que a una persona le agradarán más los tocamientos en determinadas zonas corporales y a otras en distintas regiones que a las primeras, pero en todos los casos esa experiencia sensorial perderá sus límites. Así por ejemplo, he atestiguado situaciones en las que una persona dice que "no tolera las caricias en los pezones" o que "el tocamiento en el abdomen le causa cosquillas"; luego, después de un período de exploración de sus sensaciones con variación de las caricias, no solamente aceptan esos contactos, sino que le son enormemente disfrutables.

Menús eróticos variados y creativos

Para una ampliación creativa de la práctica erótica que enriquezca la estimulación sensorial y el surgimiento de sensaciones que armonicen la excitación con la conciencia, propongo la realización de una serie de actividades sensuales y de contacto profundo que le permitan a ambos miembros de una pareja, una mejor comunicación del "lenguaje" de sus cuerpos.

Sin ser limitativas, se sugieren algunas interactuaciones eróticas para la ampliación del repertorio, que podrán ser consultadas en el anexo de imágenes del capítulo 13.

Esos ejemplos son simples sugerencias que de ninguna manera pretenden limitar las acciones eróticas en los encuentros, sino, simplemente, dar testimonio de un pequeño catálogo —no reduccionista— para que cada cual, previa libre voluntad de su pareja o parejas, se anime a explorar esas variantes eróticas y muchas otras.

Prevención de infecciones de transmisión sexual y embarazos no deseados

Un ejercicio placentero y libre del erotismo no excluye, sino al contrario, supone las medidas necesarias para llevar a cabo prevención de infecciones de transmisión sexual y de embarazos no deseados.

Las caricias eróticas que no impliquen intercambio de fluidos orgánicos (vida erótica protegida y "sexo más seguro") son muy importantes, así como el empleo, previa asesoría profesional, de la metodología anticonceptiva indicada para cada caso en particular. No obstante, por su eminente sentido práctico y la facilidad de su manejo, es deseable que mujeres y hombres con ejercicio erótico activo empleen rutinariamente el condón masculino o femenino, sin menoscabo de las medidas adicionales que se requieran.

Es necesario remarcar que el ejercicio libre y placentero del erotismo lleva siempre aparejado el de la responsabilidad. En efecto, sin libertad no hay responsabilidad y si ésta no existe, se anula la práctica libre de nuestros actos.

Erotismo integral, antídoto contra la rutina

Como se ha podido ver en las anteriores líneas, el erotismo integral potencia las sensaciones placenteras, incrementa la erogenicidad, contribuye a "desgenitalizar" la práctica sexual y enriquece el repertorio erótico.

De la vieja consigna gestáltica *abandona tu mente, hazle caso a tus sensaciones* atribuida a Fritz Perls, derivo la conclusión de que una excelente manera de *estar aquí y ahora*, disfrutando la experiencia erótica presente sin fugas mentales ni distracciones, es aplicar el erotismo integral a las relaciones entre seres humanos que impliquen deseo, excitación y orgasmo. Es también el erotismo integral la forma idónea de evitar la rutina y la banalización de las relaciones sexuales. Así por ejemplo, a continuación enlisto algunas propuestas más cuya aplicación puede contribuir a enriquecer la hermosa y placentera experiencia del encuentro erótico de los cuerpos:

- Mantener una actitud creativa, lúdica, de interés en la exploración y la aventura.
- No programar rígidamente, más bien inventar espontáneamente los momentos de intimidad sexual.
- Crear un ambiente emocionalmente cálido, sin prisas, interrupciones, ni la llamada "tiranía del reloj". Dicho ambiente puede generarse a partir de emplear música, luz tenue, esencias aromáticas, desnudez integral. Para quienes no son abstemios, un poco de vino es recomendable, ya que a dosis moderadas produce desinhibición de impulsos y relajación muscular y del talante.
- Actividad alterna en la pareja. Es decir, que cada miembro de la pareja alterne iniciativa y receptividad, así como que despliegue actividad simultánea en las caricias.
- Postergación o evitación del coito. Para romper la nefasta tradición de la urgencia coital en la que se suprime el preludio erótico, se sugiere posponer la actividad de penetración hasta después de un interjuego de diversas caricias y tocamientos en toda la corporalidad. En algunos casos, la práctica sexual se enriquecerá si en ese encuentro en particular se omite el coito... acaso en el siguiente, la inquietud placentera que dejó el anterior encuentro será recompensada.
- Incluir elementos novedosos en los escarceos y encuentros sexuales: lectura de poesía erótica, visión compartida de videogramas con erotismo explícito, tocamientos no practicados antes, masaje sensual, etc. Algunos ejemplos: si no acostumbramos vernos a los ojos, ¡hagámoslo ahora! Este "abrazo de la mirada" puede conferirnos mayor intimidad y sensaciones cálidas y agradables. Superado el probable nerviosismo inicial, esta práctica después podrá brindarnos sensaciones inenarrables. Si no hemos incluido en nuestro repertorio erótico las caricias utilizando los pies, por mencionar un ejemplo, ¡incluyámoslo ya! No nos detengamos si hay un "saque de onda" inicial, después vendrá el placer.
- Prolongar el momento de intimidad emocional. En mi experiencia como sexólogo, puedo acreditar el hecho de que una gran

cantidad de parejas se separan abruptamente luego del encuentro erótico; así por ejemplo, es común y corriente que un hombre le de la espalda a su pareja para dormir o fumarse un cigarro, o que la mujer corra al baño a orinar o lavarse. Se prolonga el momento de calidez afectiva cuando ambos miembros de la pareja se estrechan en un abrazo cálido y tierno. Este abrazo puede ser acompañado de sutiles caricias y suaves palabras. Aún en el sueño postcoital, resulta delicioso, por momentos o prolongadamente, estar abrazados.

- Explorar escenarios variados para los encuentros sexuales. Hay parejas que sólo tienen relaciones eróticas en la cama de su habitación, lo cual en ocasiones propicia un *tedio de escenario*. Para estos casos, resulta recomendable variar los lugares de los encuentros: el baño, la cocina, un sofá de la sala, etc. A veces convendrá incluso salir del lugar común de encuentro, la casa por ejemplo, desplazándose a otros lugares, como un motel, hotel, casa campestre, etcétera.

- Disfrutar tanto de las citas previas para los encuentros sensuales y eróticos, como de las relaciones sexuales inmediatas y prontas. Si bien es cierto que para muchas personas es esencial tener relaciones sexuales con previa preparación y ambientes idóneos, sugerentes para tales relaciones, también es cierto que para otras personas resulta mucho más motivante y placentero tener "el rapidín de la mañana". Ambos tipos de experiencia pueden alternarse y extraer de cada uno lo beneficioso para cada cual.

- Fuera de los encuentros sexuales, incorporar ejercicios de respiración y movimiento del cuerpo, que pueden incrementar el placer erótico. Por ejemplo, están los ejercicios diseñados por el terapeuta gestáltico Jack Lee Rosemberg (*Total Orgasm*, 1973), quien postula que "hasta que no somos concientes de cómo estamos en el momento presente, no hay otra alternativa más que seguir actuando igual... los ejercicios le permitirán experimentar cómo se detiene a sí mismo en la creación de excitación, tensión y placer durante el contacto sexual. Una vez que pueda sentir cómo se bloquea, podrá tener después la posibilidad de superar esos bloqueos".[1]

Así, Rosemberg parte de la base de que los fenómenos de la respuesta sexual, fundamentalmente el orgasmo, son procesos reflejos, para cuya correcta emisión se requieren condiciones apropiadas. Los ejercicios proveen no sólo de tales condiciones, sino también el ambiente emocional para percibir la respuesta sexual como un conjunto de *sentimientos*, lo que a su vez permite sustituir la imagen mental del orgasmo por una experiencia *real*.

Los ejercicios aludidos tienen entonces varios objetivos que confluyen en el incremento del placer: permitirse fluidez en las sensaciones, dejar de tratar de controlar la respuesta orgásmica, dejar de resistirse al propio placer, armonizarse con la propia excitación y, al final de cuentas, potenciar el placer global del erotismo.

Estas experiencias de trabajo corporal forman parte de todo un proceso terapéutico en el que la persona ha sido estudiada integralmente y ha emprendido una serie de descubrimientos relacionados con su vivencia erótica. Asimismo, *deben ser inicialmente instruidas* por algún especialista en sexología existencial-humanista, terapia bioenergética, gestalt o terapia corporal, ya que de su buen aprendizaje dependerán sus óptimos resultados; de lo contrario, podría producirse alguna afección o resultados no apetecidos.

Como la manera de bloquear la excitación y el orgasmo tiene que ver con la restricción de los movimientos y la respiración, se recomiendan, una vez que la persona ha identificado sus pautas de detención del placer y que ha recibido propuestas personalizadas de experiencias de trabajo corporal, dos tipos de ejercicios básicos (hay muchos otros): los que modifican el tipo de respiración y los que movilizan la pelvis. Entre los primeros se incluye la respiración diafragmática, en la que se reaprende el tipo de respiración que teníamos cuando éramos bebés, es decir, una forma de respirar en la que al meter aire se expanda el abdomen y al sacarlo se meta, favoreciendo en todo momento el movimiento del tórax. Respirando así, se consigue que el diafragma descienda, el pecho se expanda y se obtenga una mayor cantidad de aire con un esfuerzo mínimo. Este tipo de respiración profunda propicia el contacto con sensaciones, y en el encuentro erótico permite, con menos dificultades, "dejarse ir", eliminando tensiones y bloqueos de la respuesta orgásmica.

El movimiento corporal que forma parte de estos ejercicios, consiste en movimientos rítmicos de la pelvis hacia atrás y adelante, haciendo coincidir durante el balanceo hacia el frente, la exhalación y la emisión de un sonido. Si fuera al revés, esto es, que en vez de exhalar se inhalara, habría una contracción diafragmática que impediría que el vientre se soltara lo necesario para lograr el relajamiento orgásmico.

Más aún, la rigidez pélvica favorecería una ausencia de orgasmo, ya que al no obtenerse la respiración idónea, no se eliminan tensiones ni bloqueos, ni se puede contactar con sensaciones profundas. De hecho, este mecanismo disrruptor se presenta con frecuencia en personas con disfunciones de la vida erótica.

Como puede observarse, respiración y movimientos corporales (aquí sólo he mencionado los de la pelvis) resultan fundamentales para el incremento del placer erótico.

Por ello, en la terapia individual, de pareja o grupal de las disfunciones de la vida erótica, se adiestra a los participantes en la adecuada combinación de movimientos respiratorios y pélvicos, entre otros, como parte de la intervención sexológica, ya sea para restaurar o para hacer crecer el placer.

Quiero concluir con un hermoso aforismo chino que sintetiza la noción de un erotismo libre de conflictos e inadecuaciones:

> Cuando tú y yo somos una sola persona,
> el placer nos lleva a lugares antes no visitados.

Cita textual

1. Rosemberg, Jack, *El orgasmo total. Técnicas para el incremento del placer sexual*, Estaciones, Buenos Aires, 1992, p. 11.

Bibliografía

Álvarez-Gayou, Juan L., Delia Sánchez G. y Francisco Delfín Lara, *Sexoterapia integral*, El Manual Moderno, México, 1986.

Barrios Martínez, David, *Resignificar lo masculino. Guía de supervivencia para varones del siglo XXI*, Vila Editores, México, 2003.

—— *El erotismo integral: una propuesta existencial-humanista*, Documento para guión de clase, SOMESHI, México, 1995.

—— *Resignificar lo masculino. Guía de supervivencia para varones del siglo XXI*, Vila Editores, México, 2003.

Comfort, Alex, *La alegría del sexo*, Grijalbo Mondadori, 1996.

Kepner, James, I., *Proceso corporal. Un enfoque gestalt para el trabajo corporal en psicoterapia*, El Manual Moderno, México, 1992.

Naranjo, Claudio, *La vieja y novísima gestalt: actitud y práctica*, 2a. edición, Cuatro vientos, Santiago de Chile, 1991.

Perls, Frederick, S., *Sueños y existencia*, 7a. edición, Cuatro vientos, Santiago de Chile, 1990.

Potts, Malcom y Roger, Short, *Historia de la sexualidad. Desde Adán y Eva*, Cambridge University Press, Madrid, 2001.

Rosemberg, Jack, *Orgasmo total. Técnicas para el incremento del placer sexual*, Editorial Estaciones, Buenos Aires, 1992.

Sanz, Fina, *Psicoerotismo femenino y masculino. Para unas relaciones placenteras, autónomas y justas*, 2a. edición, Kairós, Barcelona, 1992.

Sarria Salas, Ricardo, *La erótica. Cómo potenciar la erótica. Cómo aprender el masaje gestáltico*, Edaf, Madrid, 1991.

CAPÍTULO 13

En las alas del placer (anexo de imágenes)

Pareja heterosexual

Caricia visual: un hombre y una mujer sentados frente a frente se contemplan a los ojos intensamente.

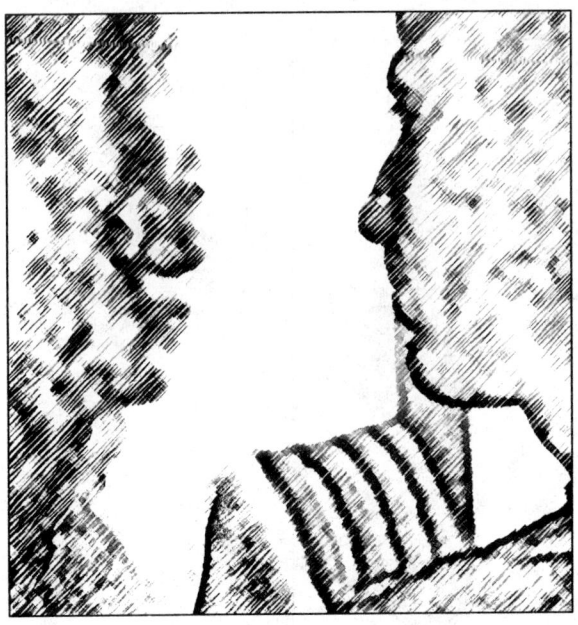

Beso superficial: un hombre y una mujer parados se entrelazan las manos de frente y mutuamente, se besan en labios, cuello y pecho.

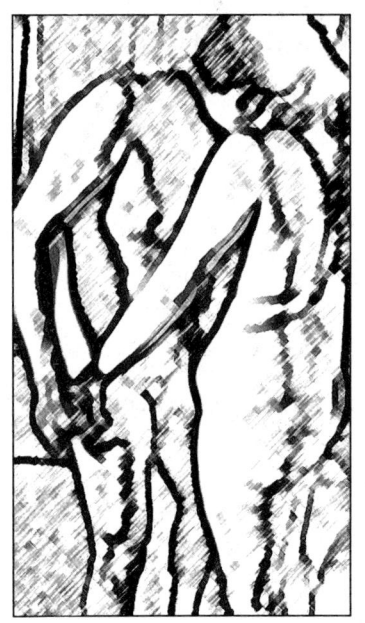

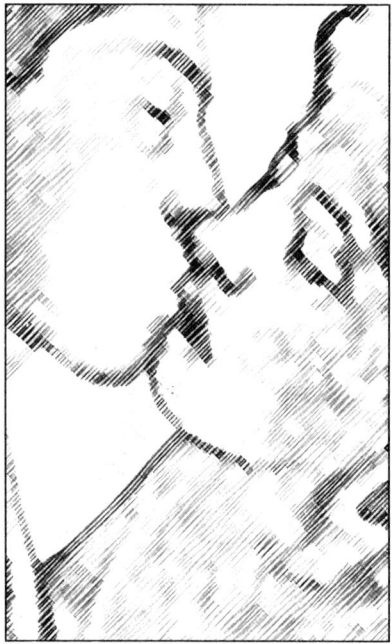

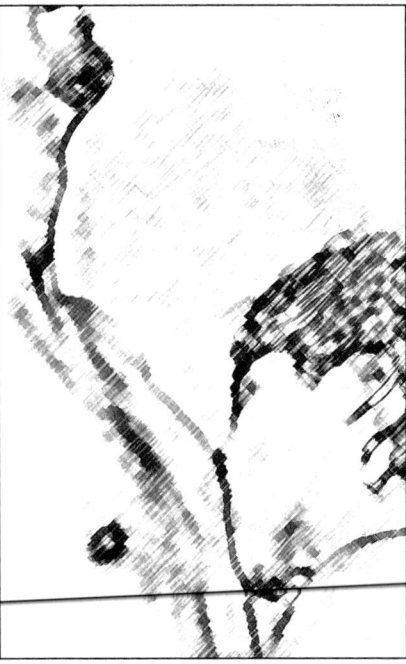

Caricia capilar: una mujer y un hombre se tocan recíproca y suavemente el cabello.

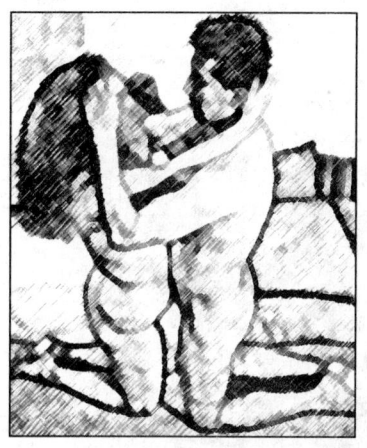
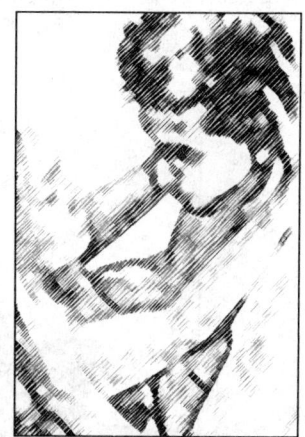

Beso profundo y "mordisqueo" de labios: él, abrazado a ella, "muerde" con los labios sus mamas.
Ella hace lo mismo en el pecho de él.

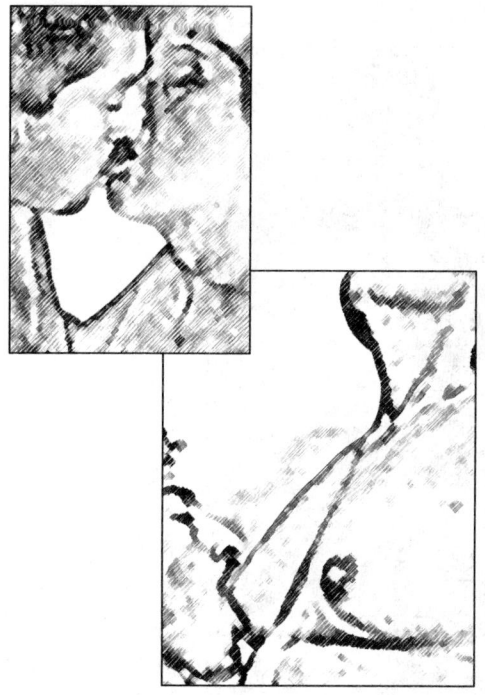
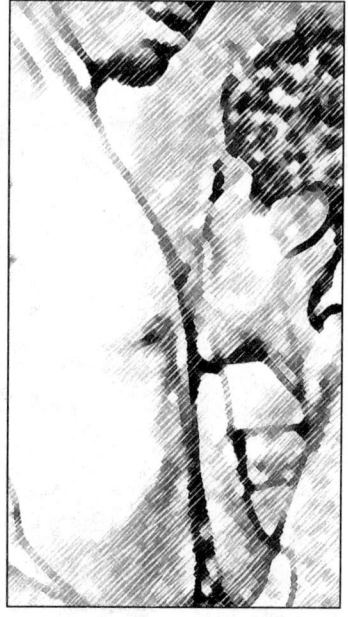

Caricias mutuas en órganos sexuales externos: parcialmente acostados y abrazados sólo con un brazo, usan la otra mano para acariciar, él la vulva y ella, el pene.

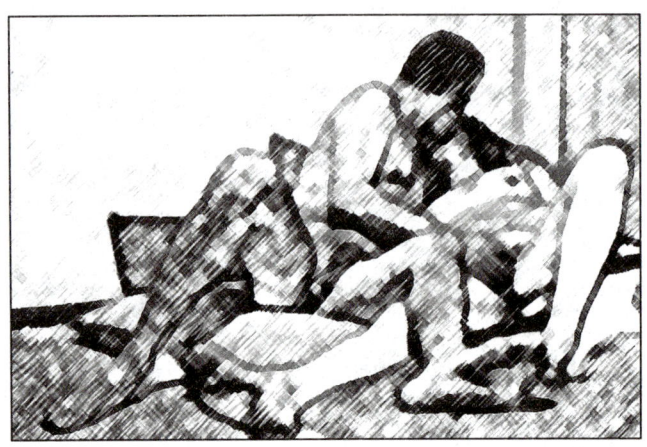

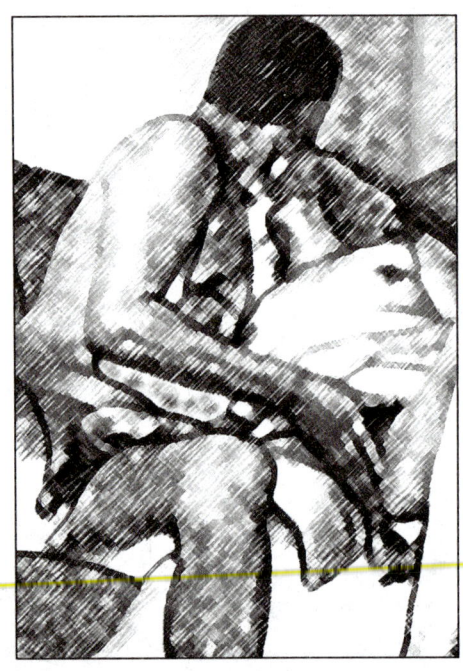

Felatio: con los labios, la cavidad bucal y la lengua, ella acaricia tanto suave como enérgicamente, el pene de su compañero. Igual que en el coito vaginal y en el anal, la utilización del condón (en este caso masculino) es indispensable si se quieren tener relaciones sexuales protegidas.

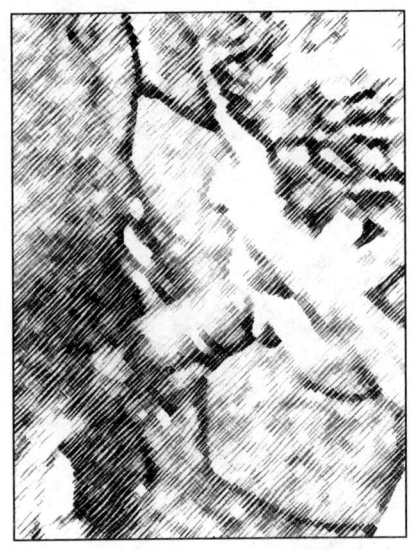

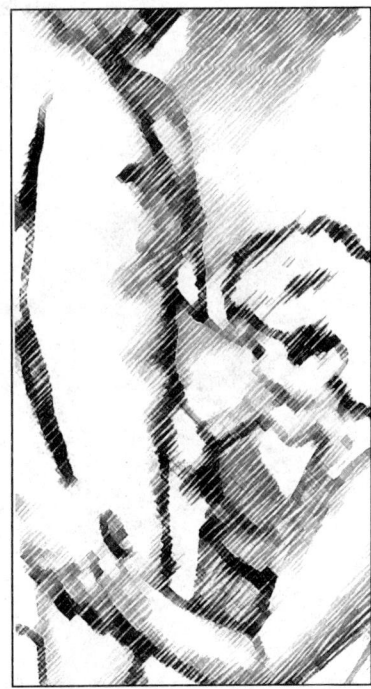

Cunnilingus. Con la boca y la lengua, él acaricia, ora sutil, ora vigorosamente, el clítoris, los labios vaginales y la entrada de la vagina. La vulva debe protegerse con condón femenino o con una cobertura de plástico autoadherente del tipo *kleen pack* o *ega pack*.

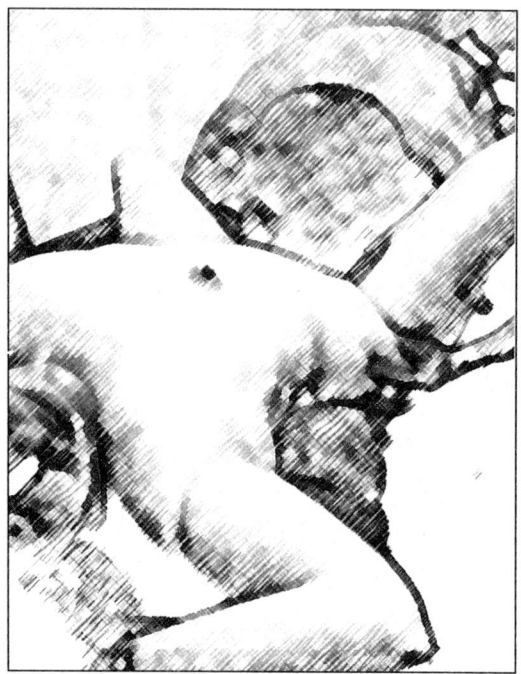

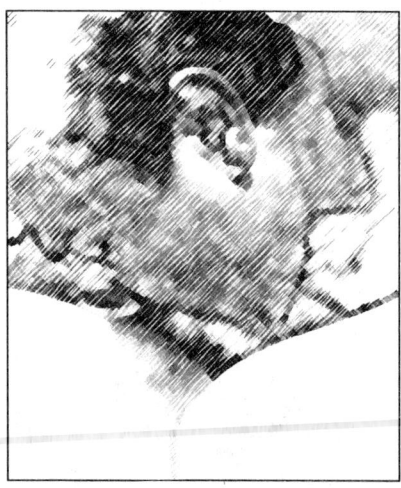

Coito posterior: debidamente protegida la relación con un condón, él la penetra vaginalmente, estando ella de espaldas. Los movimientos pélvicos son al principio cadenciosos; luego se tornan embestidas enérgicas.

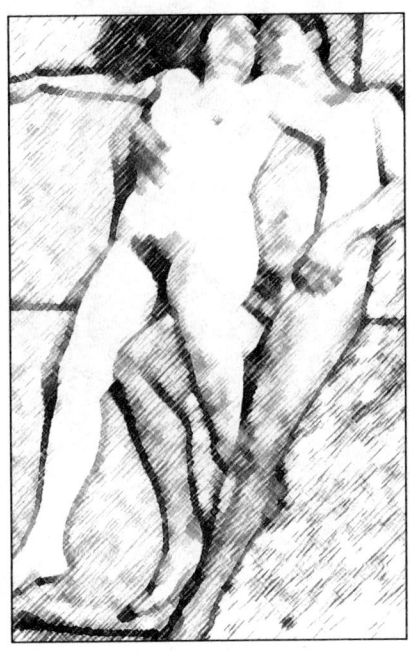

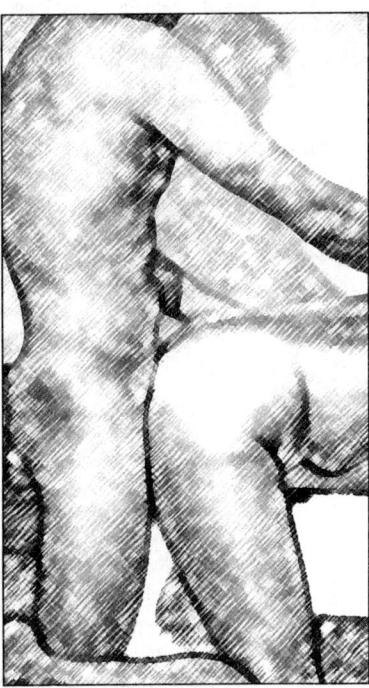

Posición de "dominio" femenino: coito en el que él está acostado boca arriba y ella sobre él, parcialmente sentada, a horcajadas, variando la intensidad de los movimientos. El uso del condón imprescindible, si se desea protección.

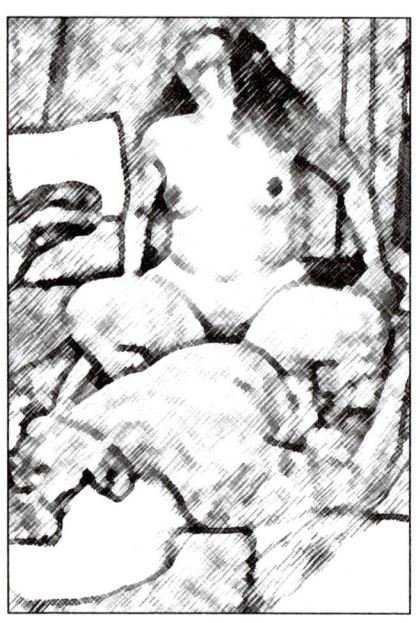
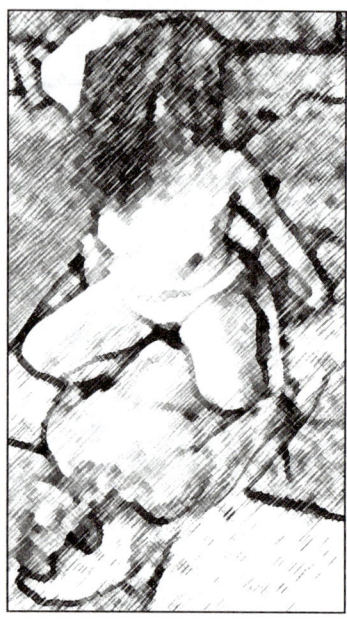

Abrazo postcoital: la pareja prolonga su placer después del coito, ahora con total laxitud mediante el suave contacto corporal.

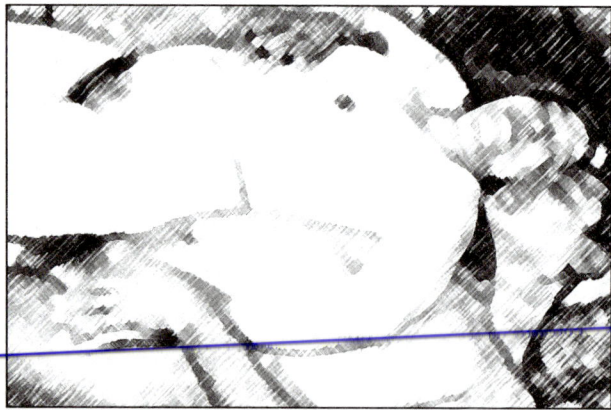

Pareja homosexual masculina

Abrazo "total": dos hombres parados frente a frente, se adosan estrechamente. Uno coloca las manos en las nalgas de su compañero; éste las pone en la espalda del otro y apoya la cara en su pecho.

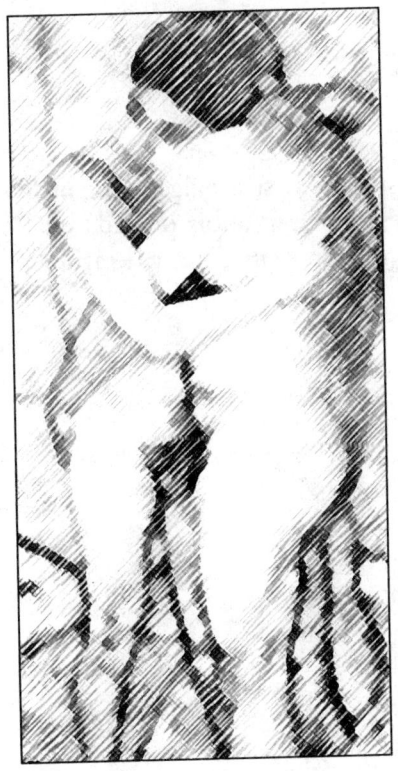

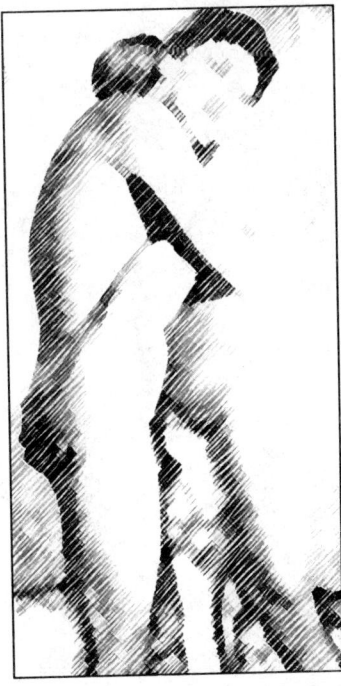

Beso profundo: dos hombres abrazados se besan empleando succión y suaves mordiscos.

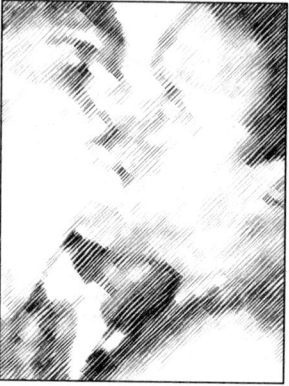

"Abrazo" de espaldas: adosan su espalda y sus nalgas, mientras mutuamente llevan sus manos hacia el vientre y pubis de cada cual. Mientras lo hacen, efectúan suaves movimientos circulares y de arriba a abajo.

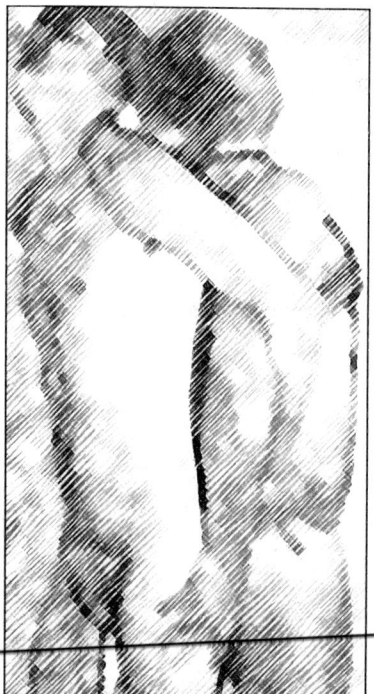 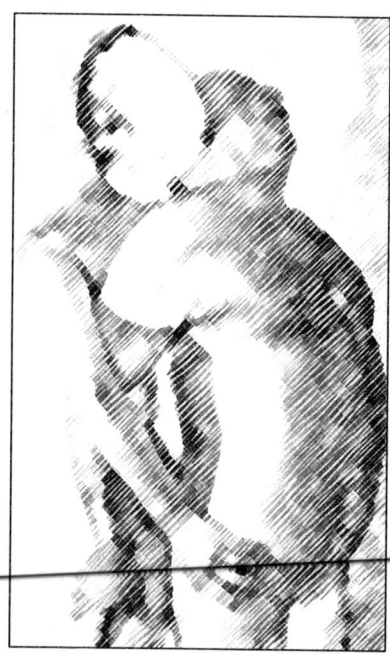

Caricia nariz-ombligo; Uno acaricia al otro, introduciendo la punta de la nariz en el ombligo, mientras efectúa sutiles movimientos. De manera alterna, puede acariciar con sus pestañas u otras partes del rostro. El otro, acaricia con las manos el cabello y mejillas de su compañero.

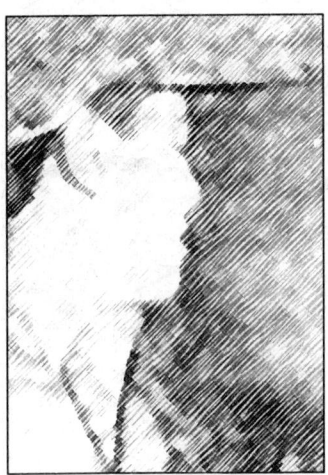
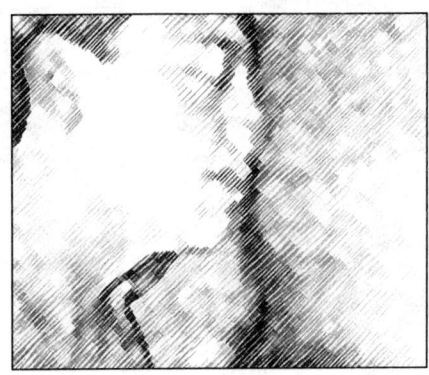

Caricias con aditamentos naturales: en el ejemplo, las caricias en todo el cuerpo se efectúan con una hoja vegetal. Sin embargo, podrían utilizarse también flores, pétalos de las mismas, plumas de ave, cabellos, esencias y aceites naturales, etcétera.

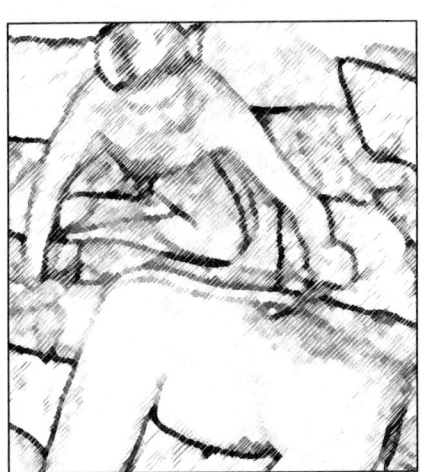
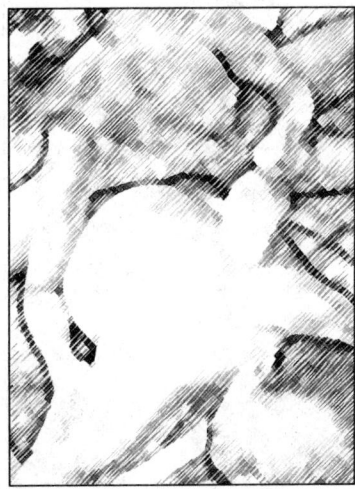

Masturbación asistida mutua: aunque no es gramaticalmente correcto llamarle así, pues la masturbación es una experiencia autoerótica, el término se ha generalizado. Las caricias recíprocas en pene y escroto pueden ser desde muy suaves hasta francamente enérgicas.

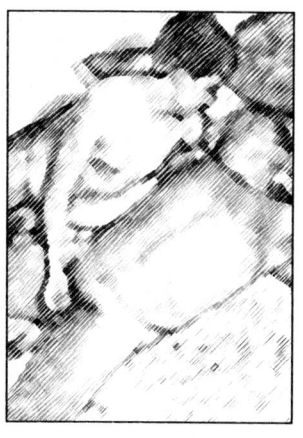

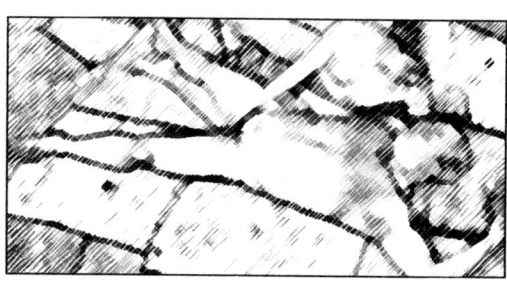

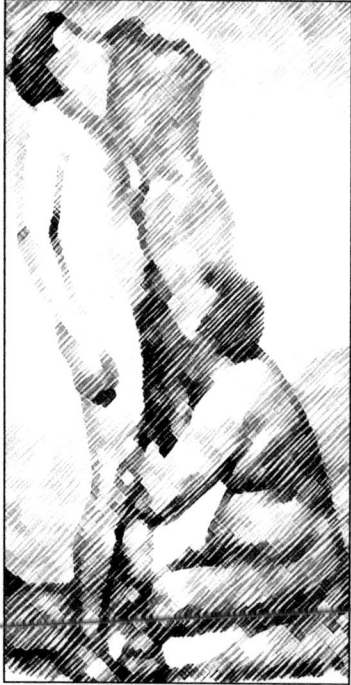

Felatio: con la adecuada protección de un condón, se emplea la cavidad oral para prodigar caricias en los órganos pélvicos, en particular el pene.

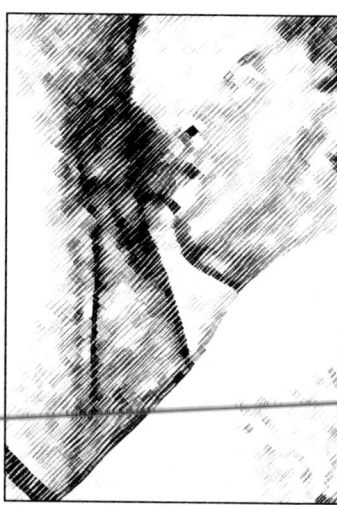

Beso anal o "negro": con la adecuada protección de un plástico autoadherible tipo *kleen pack*, se emplea la boca y la lengua para acariciar inquietantemente el ano y la región perianal.

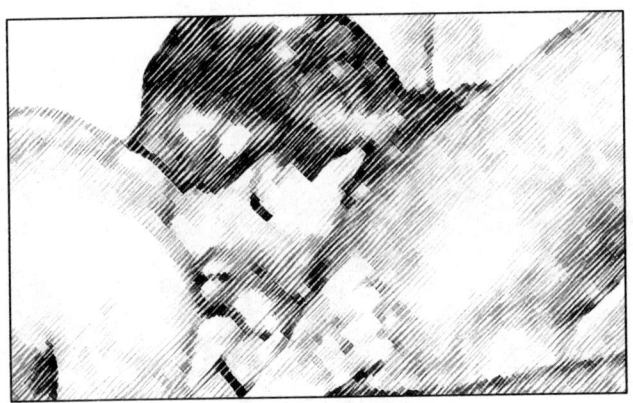

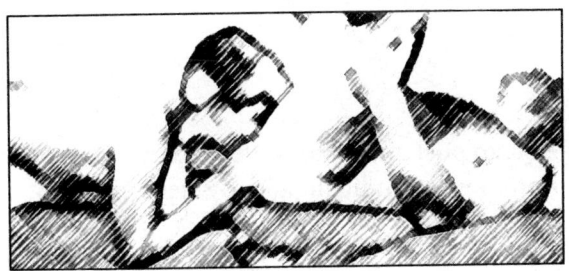

Coito anal: se muestran dos variantes de la penetración anal. Para relaciones sexuales protegidas no debe omitirse el uso del condón.

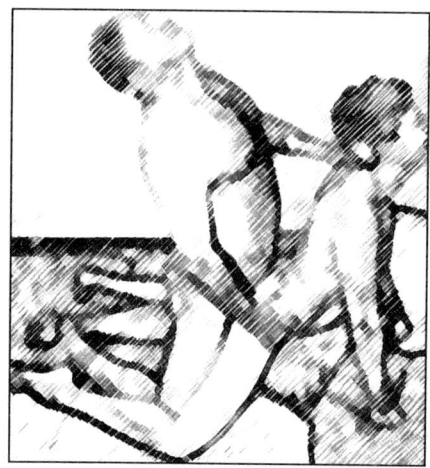

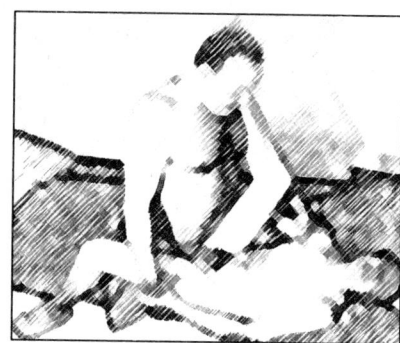

Abrazo postcoital: luego de la exaltación placentera del orgasmo, estos hombres se prodigan afecto y tienen reposo.

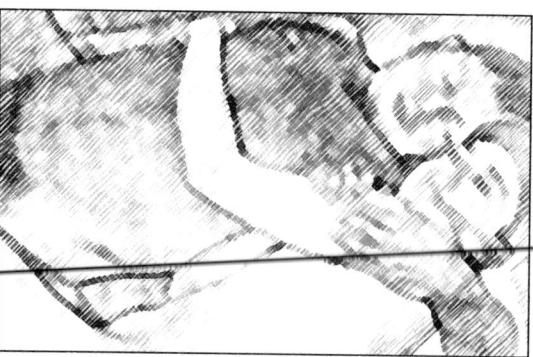

Pareja homosexual femenina

Beso profundo: usando labios, dientes y lengua, estas mujeres se acarician con diferentes intensidades.

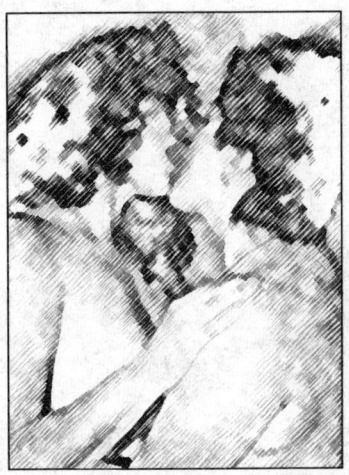

Abrazo posterior: por atrás, una abraza a la otra mientras le besa diferentes zonas del cuerpo y acaricia su pubis.

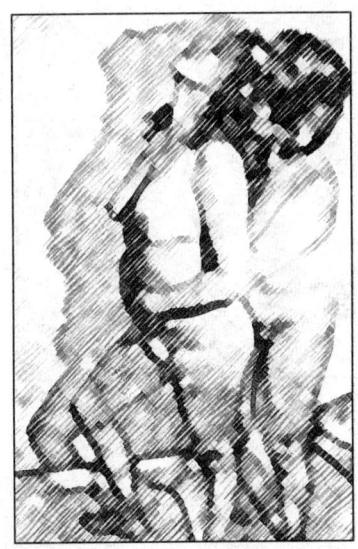
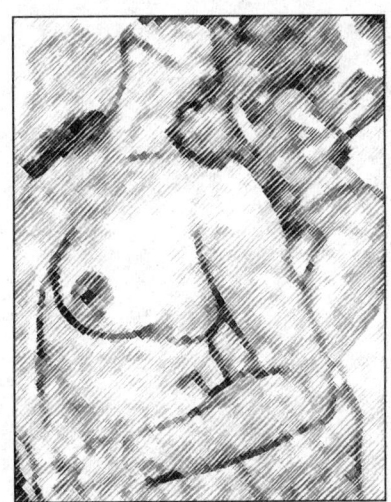

Tocamientos en las mamas: ambas se acarician cadenciosamente los pechos y los pezones.

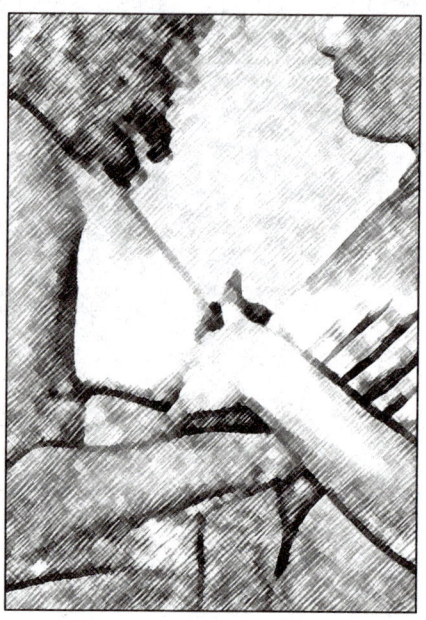

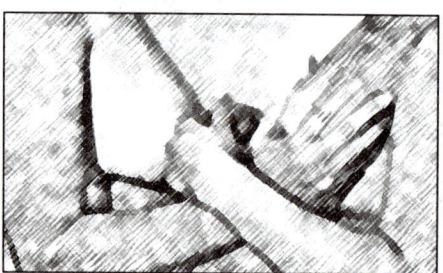

Chupeteo de los pezones: una besa, lengüetea y succiona a la otra los pezones. Ésta acaricia cabello y rostro de su pareja.

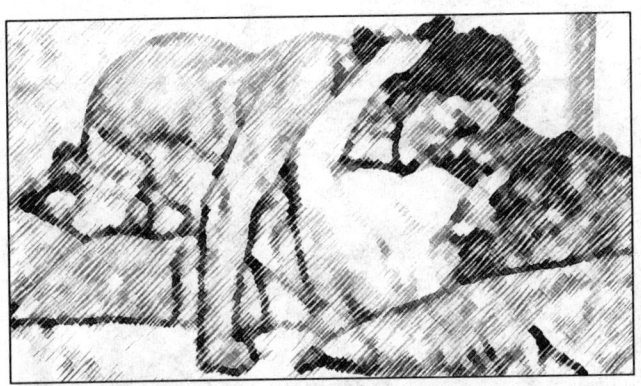

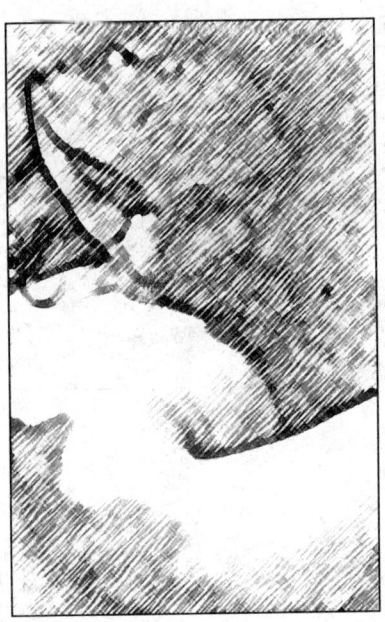

Caricias con los pies: ambas se acarician el cuerpo (pechos, abdomen, vulva) con los pies.

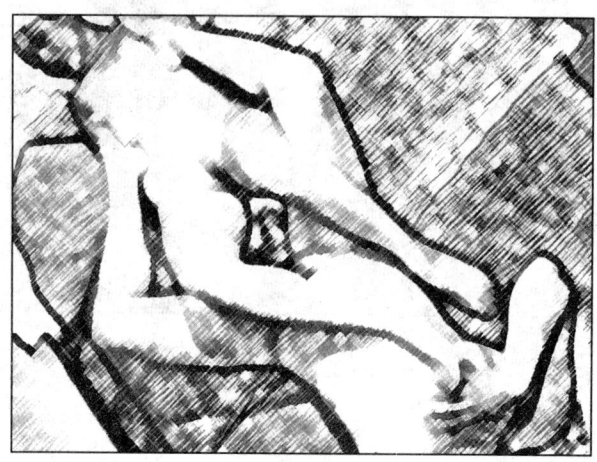

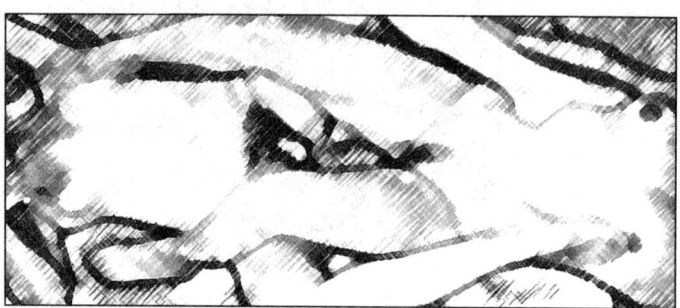

Sexo oral (variante I): mientras una, acostada, practica cunnilingus a su compañera, ésta se autoacaricia los pechos.

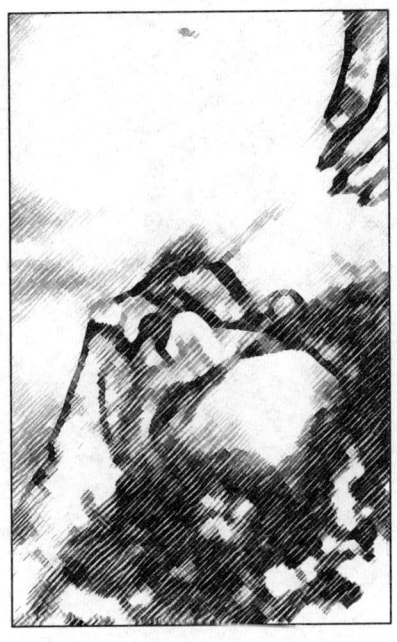

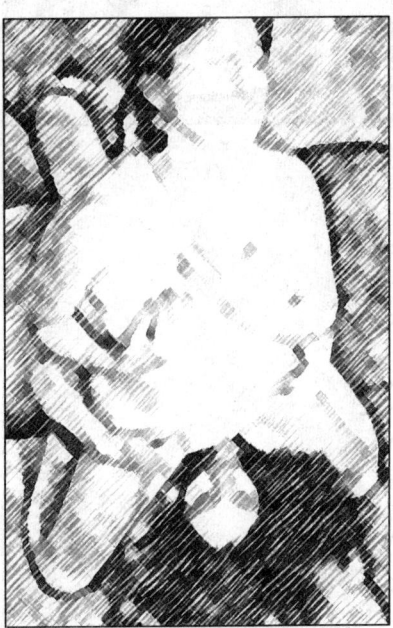

Sexo oral (variante II): similar a la anterior, ahora quien está de hinojos se acaricia el cabello mientras efectúa movimientos pélvicos de suave embestida. La que acaricia con la boca, también lo hace con las manos, sobre las nalgas de su pareja.

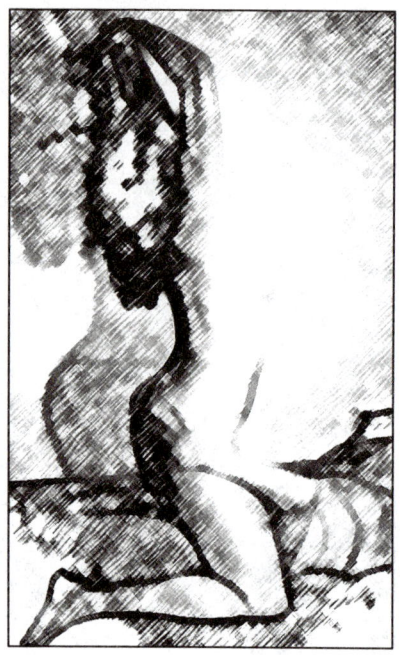

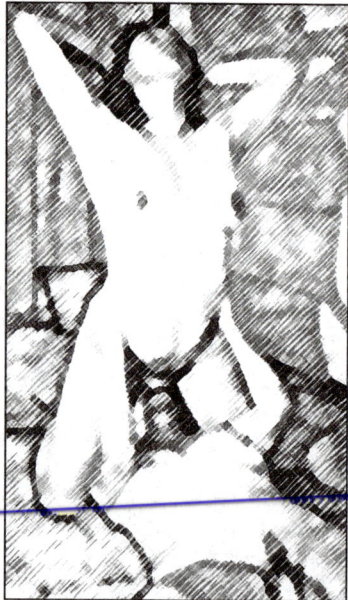

Caricias vulvares: al besarse recíprocamente, una de ellas acaricia a su compañera en la vulva, con una mano.

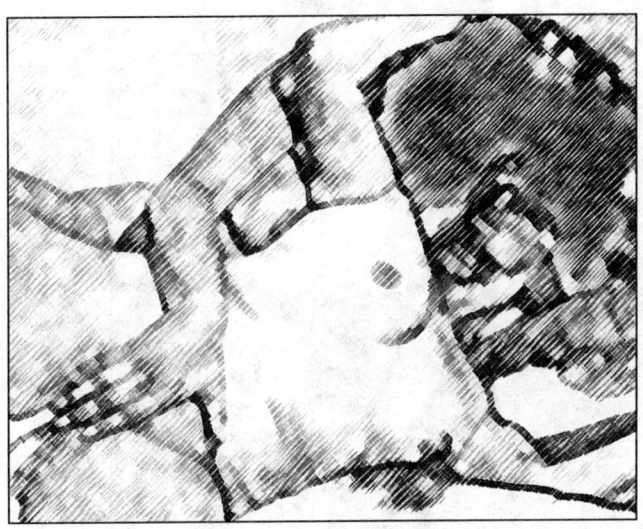

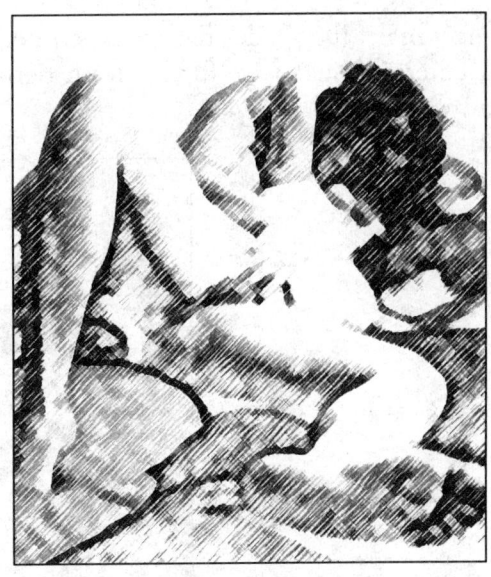

"Sexo" oral recíproco ("69"): recostadas lateralmente y con posición invertida, se acarician mutuamente la vulva con la boca. Emplean las manos para acariciarse el cuerpo.

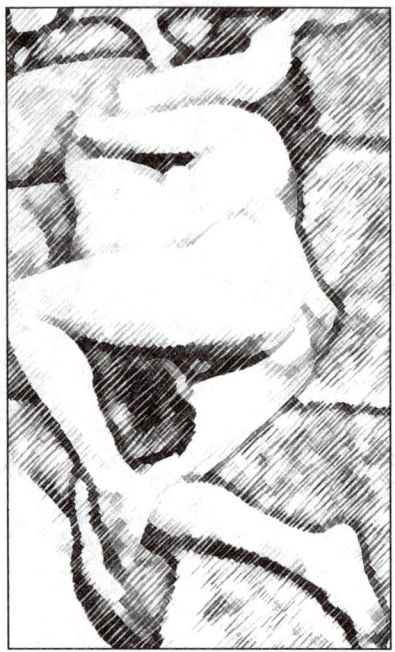

Abrazo postrelacional: luego de haber experimentado intensas sensaciones placenteras, la pareja se funde en un tierno abrazo en el que se confortan y reposan.

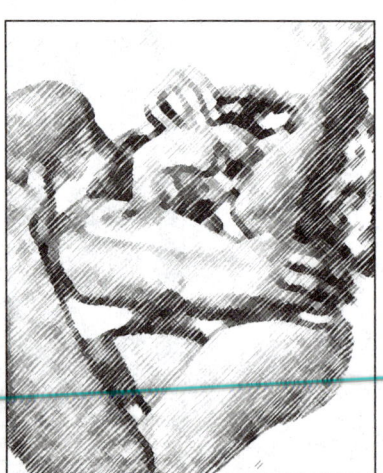

Acerca de los autores

David Barrios Martínez

Médico cirujano por la Universidad Nacional Autónoma de México (UNAM). Especialista en docencia por el Centro de Investigaciones y Servicios Educativos de la la UNAM. Psicoterapeuta por el Instituto Humanista de Psicoterapia Gestalt. Fundador y ex presidente de la Sociedad Mexicana de Sexología Humanista Integral. Maestro en ciencias sexológicas por la Universidad Abierta de México. Certificado en educación de la sexualidad por el Consejo de Calificación Profesional en Educación Sexual y Sexología (CAPSEX). Ex secretario y ex presidente de la Federación Mexicana de Educación Sexual y Sexología (FEMESS). Director General de Caleidoscopía, espacio de cultura terapia y salud sexual, A.C. Integrante de Profesionistas en Psicoterapia Sexual Integral, A.C.

María Antonieta García Ramos

Médica cirujana por el Instituto Politécnico Nacional. Terapeuta sexual. Especialista en orientación e información sexológicas y en sexología humanista, por la Sociedad Mexicana de Sexología Humanista Integral. Educadora de la Sexualidad certificada por el (CAPSEX). Integrante de Caleidoscopía, espacio de cultura, terapia y salud sexual, A.C. Integrante de Profesionistas en Psicoterapia Sexual Integral, A.C.

Javier Cambrón Mondragón

Psicólogo por la Universidad Autónoma del Estado de México. Psicoterapeuta. Especialista en orientación e información sexológicas y en sexología humanista, por la Sociedad Mexicana de Sexología Humanista Integral. Integrante de Caleidoscopía, Espacio de Cultura, Terapia y Salud Sexual, A.C.

Esta obra se terminó de imprimir
en septiembre de 2005, en los talleres de

IREMA, S.A. de C.V.
Oculistas No. 43, Col. Sifón
09400. Iztapalapa, D.F.